LES METHODES DE RELAXATION

PSYCHOLOGIE ET SCIENCES HUMAINES

Dr Pierre Geissmann
et Dr Robert Durand de Bousingen

les méthodes de relaxation

Quatrième édition

PIERRE MARDAGA, EDITEUR
2, GALERIE DES PRINCES, BRUXELLES

1re édition : février 1968

37, rue de la Province, 4020 Liège
2, Galerie des Princes, 1000 Bruxelles
D. 1980-0024-10
I.S.B.N. 2-87009-025-0
Printed in Belgium

Quand on ne trouve pas son repos en soi-même,
il est inutile de le chercher ailleurs.

LA ROCHEFOUCAULD.

CHAPITRE PREMIER

ESSAI DE DEFINITION DE LA RELAXATION

Le terme de relaxation est l'objet d'une « popularité » tellement importante à notre époque qu'on peut s'interroger sur la signification de cette vogue avant même de rechercher une définition précise. Souvent, les personnes qui emploient ce terme — et c'est le cas du grand public — veulent exprimer une sorte d'aspiration à la détente, un désir d'échapper à l'univers de notre civilisation. D'autres fois, les spécialistes — qu'il s'agisse de médecins, de psychothérapeutes, de kinésithérapeutes, de philosophes, voire de guérisseurs, — supposent une référence précise à « la » méthode spécifique qu'ils préconisent eux-mêmes.

Il en résulte une grande confusion de langage. Mais le problème n'est-il pas très semblable lorsqu'on aborde des notions, telles que la Liberté, la Justice ou la Vérité? On sait bien que chacun a tendance à imposer aux autres sa propre notion de la Liberté, à considérer comme juste ce qui correspond à ses propres systèmes de références et à opposer sa vérité à celle des autres ou même à posséder plusieurs vérités successives, voire simultanées.

Ces considérations tendent donc à faire entrer la notion de relaxation dans le cadre nébuleux des notions philosophiques ou métaphysiques. Peut-être pourrait-on penser qu'effectivement la relaxation est ressentie par une quantité croissante d'individus et de groupes humains comme une tentative de se libérer physiquement, mais aussi moralement, intellectuellement et affectivement, d'une contrainte. De quelle contrainte s'agit-il, sinon d'un sentiment de malaise ressenti de façon de plus en plus grave par les individus et les groupes en proie à l'aspect négatif de la civilisation de progrès qui s'élabore?

On sait que Sigmund Freud, parmi les premiers, pressentit au début de ce siècle la nécessité d'une certaine libération et qu'il eut l'idée, pour permettre au patient d'exprimer ce que des années de conditionnement socio-familial avaient refoulé, de l'allonger sur un divan. Il est vrai que d'autres motivations techniques sont en rapport avec cette position particulière dans laquelle se place le psychanalysé, mais la détente en est une, non négligeable. Le psychanalyste psychanalysant ressent lui-même le besoin de s'installer confortablement pour être attentif au patient comme il convient.

Il n'est donc pas étonnant que ce soit le Professeur Schultz qui ait eu à partir de 1908 l'idée de faire de la détente elle-même un moyen thérapeutique, alors que précisément il se compte au nombre des élèves de Freud.

Conçue dès lors par cet auteur comme une technique

« réglée » au même titre que la psychanalyse et s'adressant à des états voisins, quoique plus proches de la « normale », l'idée, sinon le terme, de relaxation était lancée dans le public.

Pendant ce temps, d'autres auteurs, partant d'une position de psychothérapeutes, de neurophysiologistes ou de spécialistes de la rythmique découvraient parallèlement le rôle majeur de la détente dans la thérapeutique et la prophylaxie des troubles plus ou moins névrotiques du XXe siècle. Plus tard, d'autres médecins envisagèrent le concept de relaxation dans des cadres de plus en plus précis. Au point de vue technique, ils découvraient des méthodes variées.

Cependant ce besoin de détente, propre au XXe siècle, se trouvait rejoindre des préoccupations d'un ordre voisin, ressenti depuis fort longtemps par les mystiques. C'est dès l'origine des temps et avec les variations dues aux conditions ethnologiques et sociologiques diverses sur l'ensemble du globe qu'il y eut des ascètes, des contemplatifs, des sages, et que l'on élabora en règles complexes les techniques du yoga ou du bouddhisme Zen. C'est dans l'étude des règles du yoga et des résultats obtenus par ses adeptes que le Professeur Schultz puisa un fond de technique et des méthodes de concentration qui se sont trouvés fusionnés harmonieusement avec les préoccupations qui l'animaient en tant que psychanalyste. Cependant, autant la technique psychanalytique, d'une part, que la méthode de Schultz, d'autre part, se trouvèrent rapidement pourvues de règles propres et de projets apparemment opposés; cela fit que ces deux techniques virent leur développement se poursuivre de façon parfaitement indépendante, bien qu'étant utilisées toutes deux par des neuropsychiatres qui y reconnaissaient des outils de travail remarquables.

Depuis une vingtaine d'années, parallèlement à la diffusion des méthodes de relaxation utilisées par les neuropsychiatres, le public prit connaissance du concept même de relaxation; on peut penser que c'est la trop grande variété des méthodes, qui n'a pas permis au public de comprendre exactement la nature médicale de cette notion; on commença alors à se relaxer de toutes les façons, seul, sans aucune technique, ou en groupe. On créa des « cures de relaxation » dans des villes d'eau, on vendit des disques, voire des fauteuils « relax », mais le terme finit par prendre la fortune — et l'imprécision — qu'on sait.

En ce qui concerne l'origine même du mot relaxation, il nous a semblé qu'une incursion dans l'étymologie pourrait nous éclairer autant sur son origine que sur son sens.

Le mot *relaxatio* signifie déjà en latin action de relâcher, détente, mais aussi élargissement d'un prisonnier ou encore relâche, repos. Pour Caelius Aurelanius (médecin, Ve siècle après Jésus-Christ) *relaxator* se dit déjà du médicament qui relâche. Le verbe *relaxare* semble assez souvent utilisé dans l'Antiquité, et notamment dans un sens physiologique ou médical. Nous trouvons dans le Dictionnaire de Benoist et Goelzer (1938) cette citation de Virgile *(relaxare)... vias et caeca spiramenta:* ouvrir le conduit de la respiration. *Alvus relaxatur,* dit Ciceron — le ventre se relâche. Autre citation de Ciceron *(relaxare) animum somno:* reposer son esprit par un sommeil réparateur, mais aussi du même Ciceron: *(relaxare) animum:* prendre de la distraction. Et encore du même auteur: *insani relaxantur:* « les fous reviennent à un état calme ». (!) Bien entendu, ce mot se réfère à *laxare* — détendre, desserrer, relâcher etc. *Laxare membra quiete,* dit Virgile: s'abandonner aux douceurs du sommeil. Cependant *relaxatio* signifie également élargissement d'un prisonnier. Enfin *laxamentum ventris* est le relâchement du ventre, et *laxativus* le laxatif.

Si nous nous référons au grec nous trouvons le verbe λαγγαζειν qui signifie allonger, étendre et qui renvoie au latin *longus.* Il semble qu'il faille faire un rapprochement avec la λυσις : action de délier, libération, affranchissement et le verbe λυειν : délier, délivrer, dissoudre, résoudre.

Le dictionnaire Littré retient quatre sens:

1) terme de médecine synonyme actuellement inusité (!) de relâchement, de tension diminuée: la relaxation des fibres.

2) un terme de jurisprudence indiquant qu'on relâche un prisonnier.

3) un terme de droit canon indiquant une diminution ou une entière rémission des peines.

4) l'action de se dilater, l'ouverture; ici encore l'emploi est « inusité ».

Ici sont cités Malherbe: « si vous voyez un antre qui, avec ses pierres mangées et sur une relaxation faite, non de mains d'homme, mais par la nature même... » et Ambroise Paré: « L'aneurisme est engendré... par dilatation ou relaxation d'une artère. » Ambroise Paré cite encore la relaxation de la matrice;

il distingue les médicaments anodins, lénitifs et relaxants.

Pour le dictionnaire Robert (1964) la relaxation fait partie des méthodes psychosomatiques. Pour cela cet ouvrage cite le Docteur Durand de Bousingen dont on peut rappeler la définition dans un précédent ouvrage (33) « les méthodes de relaxation sont des procédés thérapeutiques bien définis visant à obtenir chez l'individu une « décontraction musculaire et psychique » à l'aide d'exercices appropriés; la décontraction neuromusculaire aboutit à « un tonus de repos » base d'une détente physique et psychique. La relaxation est ainsi une technique de recherche d'un repos le plus efficace possible, en même temps que d'économie des forces nerveuses mises en jeu par l'activité générale de l'individu ».

Deux autres citations du dictionnaire Robert permettent de bien nuancer le sens du mot. Etiemble est ainsi cité: le « Sauna-Relaxe » mot que nos anglomanes contaminent du sens du verbe transitif *relax* et du substantif relaxation (poet. comp. cours de Sorbonne 1959-60 page 31).

Autre citation encore: « J'ai connu des Américains qui « relaxaient » en se crispant d'une volonté tendue de relaxation »! (Sigfried — *Surmenage, relaxation, vacances* dans « le Figaro » de juillet 1957).

Pour le dictionnaire des synonymes de R. Bailly (1947) relaxer est synonyme d'élargir « on renonce à le poursuivre, à le juger ». On donne encore le mot relâchement, avec un sens péjoratif: synonyme: négligence.

Pour le dictionnaire analogique de Charles Maquet,

relâchement renvoie à abattement, licence, indifférence, paresse.

Pour le dictionnaire des argots de G. Esnault — *relax* est un verre d'eau (1955, Etud.).

Le dictionnaire d'ancien français de Grandsaignes d'Hauterive distingue les termes de relais, de relaison et relaissier. Relais: *n'en volt avoir relais* (relâche, repos);

relaison: action de laisser (de relaxare — relaisser);

relaissier: laisser en arrière, abandonner (de relaxare).

Le nouveau dictionnaire étymologique de A. Dauzat, J. Dubois et H. Mitterand de 1964 indique:

relaxation: 1314, Mondeville: de relaxatio; Ve siècle, Prosper d'Aquitaine: élargissement d'un prisonnier; *relaisser* (Ven.): s'arrêter de fatigue;

2e moitié du XXe siècle: se reposer, se détendre: calque de l'anglais.

Enfin pour le Petit Larousse illustré la relaxation est un relâchement, un état de détente. On cite la relaxation des muscles et, deuxièmement, une mise en liberté. Relaxer c'est mettre en état de décontraction, et, familièrement, se relâcher, détendre ses muscles, et (par extension), son esprit. »
esprit. »

De tout ceci on peut conclure que le terme de relaxation est fort ancien, qu'il a toujours été utilisé en médecine, dans ces acceptions parfois fort voisines de celles que nous allons utiliser (dilatation des artères, relâchement de la matrice, etc.). Son sens actuel est comme infiltré des différents sens qu'il a eus au cours de l'histoire, notamment le sens de libération d'un prisonnier, d'une bête épuisée en vénerie, jusqu'à la nuance péjorative du relâchement, de la négligence. L'étymologie nous rappelle les significations, las, lasser, lâcher, laisser, allonger.

S'il nous a paru utile d'insister longuement sur cette étymologie, c'est parce que précisément le mot nous semble bien choisi pour exprimer les méthodes dont il est question ici. En effet de nombreux auteurs, ces dernières années, pensent pouvoir éviter des confusions de sens en donnant des termes spécifiques aux méthodes médicales à base de relaxation. Il est certain qu'ainsi on pourra différencier le sens médical du mot relaxation du sens que le public lui donne. Mais est-ce tellement souhaitable? Et le terme employé pour dénommer une méthode n'est-il pas déjà en soi un des facteurs suggestifs entrant en ligne de compte dans ce type de thérapeutique? Le nom de la chose est-il tellement indifférent? Il nous a semblé qu'un terme aussi riche de sens devait être conservé en raison même de cette richesse. Contrairement au proverbe il ne nous semble pas que le « flacon » soit indifférent.

En effet on peut appeler la technique de Schultz *entraînement autogène, training autogène,* ou *auto-décontraction concentrative;* on peut appeler la méthode d'Ajuriaguerra *rééducation psychotonique;* D. Langen peut parler d'une *hypnose active graduée* ou d'une *méthode standard à deux voies;* Stokvis peut parler de *régulation active du tonus* et Jacobson de *méthode de régulation du tonus musculaire;* mais dans tous ces cas et dans d'autres, c'est bien de méthodes de relaxation qu'il s'agit, ce terme nous paraissant propre à englober l'ensemble des systèmes élaborés par des auteurs qui ont tous en vue une perspective spécifique mais qui n'en appliquent pas moins des principes communs.

C'est pourquoi, avant de poursuivre, nous nous proposons de décrire les différentes techniques de relaxation utilisées et d'essayer d'en définir l'esprit et le projet de leurs auteurs.

CHAPITRE II

LES DIFFERENTES TECHNIQUES

On utilisera ici le terme de technique plutôt que celui de méthode, car dans l'évolution des thérapeutiques de relaxation, on s'est aperçu que ce qui différencie réellement les méthodes décrites par les différents auteurs est leur technique; l'un de nous a tenté dans un ouvrage paru précédemment (33) de différencier des méthodes analytiques à point de départ physiologique et des méthodes globales à point de départ psychothérapique; dans le premier chapitre étaient englobées les méthodes de Jacobson, de Jarreau & Klotz et d'Aiginger et dans le deuxième groupe entraient le training autogène et les méthodes dérivées.

La méthode est en effet un concept plus vaste que la technique. Dans le concept de méthode entre l'intention, le projet de l'auteur; la méthode implique un chemin à suivre en utilisant des techniques.La méthode indique la notion d'un apport créateur, d'un esprit original. Le concept de technique suppose la nécessité d'une utilisation immédiate afin de résoudre un problème précis.

On peut dire que Jacobson a découvert une méthode à visée thérapeutique; pour cela il a été amené à décrire une technique originale.

Schultz est l'inventeur d'une méthode thérapeutique qui est le training autogène; pour cela il a été amené à utiliser des techniques spécifiques, variables d'ailleurs dans le cycle inférieur et dans le cycle supérieur de sa méthode.

D'autre part divers thérapeutes ont été amenés à décrire une méthode particulière de relaxation; le plus souvent ces méthodes utilisent les techniques de relaxation de Schultz ou de Jacobson. On peut dire d'ailleurs que la plupart des médecins qui utilisent la relaxation comme thérapeutique ont leur méthode personnelle, ce qui les amène à utiliser les différentes techniques selon leur conception propre.

C'est pourquoi il nous a paru préférable de décrire ici les techniques préconisées par Schultz et par Jacobson, et de réserver l'utilisation qui en est faite au chapitre suivant.

Nous commencerons donc par la plus ancienne de ces méthodes — le training autogène de J. H. Schultz.

1. *LE TRAINING AUTOGENE DE J. H. SCHULTZ.*

Pour décrire l'esprit de la méthode pour laquelle J. H. Schultz inventa la technique spécifique du training autogène, nous relirons ce qu'il dit au tout début de son ouvrage « Le training autogène » (1). « Le principe de la méthode est d'induire par des exercices physiologiques rationnels déterminés, une déconnexion * généralisée de la personne en cause, qui par analogie avec les anciennes constatations sur l'hétéro-hypnose, permet toutes les réalisations propres aux états authentiquement suggestifs. La conception de ma méthode remonte aux années 1908-1912. Elle a été exposée indirectement dans ma première présentation de la psychanalyse, et en 1911 par un travail isolé sur la technique de l'hypnose qui fut repris dans l'ouvrage de Vogt (Traité de thérapeutique des maladies mentales). »

Par ces mots le Professeur Schultz signifie quelles sont les sources auxquelles il se réfère. Les travaux de Vogt concernaient « la possibilité pour certains individus cultivés et doués d'esprit critique, d'entrer dans l'état particulier d'hypnose par une action volontaire et personnelle. Il apportait une série d'observations dans lesquelles des patients purent induire un état hypnotique sur eux-mêmes réalisant ainsi une ' autohypnose ' ».

A partir de ces considérations, l'auteur fut amené à expérimenter, chez des sujets entraînés, ce qui se passait pendant ces expériences d'auto-hypnose. Ces expériences qui datent de 1920 sont absolument essentielles pour la compréhension de la technique du training autogène. En effet l'auteur procéda de manière à ce que les sujets puissent exprimer au cours de l'épreuve les différents moments et particularités de leur vécu intérieur. C'est dans ces conditions expéri-

* « Umschaltung », qu'on a proposé également de traduire par « changement d'attitude » (Chertok).

mentales et sans l'emploi d'aucune suggestion que Schultz put constater, quelle que fut la technique d'induction à l'hypnose employée, que le « début de l'hypnose se traduisait essentiellement par des sensations corporelles caractéristiques relatées dans chaque cas avec la plus grande précision. Ce fut d'abord une sensation de pesanteur, particulièrement dans les membres, qui impressionna les sujets en état d'auto-observation, et aussi une sensation diffuse de chaleur spécifique, qu'ils comparaient, en fonction de leur expérience antérieure, à la chaleur après injection de pantopon, aux effets de la diathermie etc. Les sensations corporelles se manifestèrent avec une évidence et une régularité absolue et coïncidaient avec l'établissement de l'état hypnotique. » L'idée de l'auteur est à ce moment la suivante: d'essayer par l'établissement systématique des expériences corporelles définies par l'expérimentation décrite ci-dessus, d'induire « en quelque sorte d'une manière somatogène la déconnexion organismique qui caractérise l'état hypnotique ». Ainsi, sachant que les sujets mis en état d'hypnose, avaient une sensation de pesanteur dans les membres et une sensation diffuse de chaleur, l'auteur invita d'autres sujets à ressentir une sensation de pesanteur dans les membres et une sensation de chaleur de façon à les mettre dans un état voisin de l'hypnose. Les quatre autres exercices sont destinés à compléter les effets des sensations de pesanteur et de chaleur. Enfin l'auteur conçut un cycle supérieur du training autogène, comportant des exercices de concentration méditative toujours en rapport avec les auto-observations faites par des sujets sous hypnose, mais se rapprochant davantage des techniques de la psychothérapie profonde.

A) LE CYCLE INFERIEUR

Schultz insiste sur le fait qu'il est vain d'allonger un sujet non entraîné sur un divan pour lui enjoindre purement et simplement de se détendre. Compte tenu de cette difficulté, et du fait que chez ce sujet non entraîné tout stimulus sonore, tactile, lumineux, etc., peut gêner cette détente, on accordera la plus grande attention aux conditions générales d'environnement et à l'attitude corporelle du sujet. Conformément, dit l'auteur, à l'expérience tirée des anciennes méthodes suggestives, il est recommandé de pratiquer le training dans une pièce tranquille et de température moyenne, dans une demi-obscurité. La concentration est ainsi facilitée par une atténuation des stimuli extérieurs.

De même des vêtements incommodes ou trop chauds ne devront pas gêner le patient. La position corporelle a été étudiée spécialement, et la commodité des attitudes proposées contraste de façon évidente avec les méthodes de détente ou d'hypnose proposées précédemment et surtout avec des méthodes de concentration comme le Yoga. Les attitudes proposées sont les attitudes de repos de l'homme occidental, soit couché sur un divan, assis sur une chaise ou sur un fauteuil. La position du corps et des membres est conçue de façon à essayer de réduire au minimum les tensions musculaires. L'auteur recommande le fauteuil de style ancien à dossier haut, permettant de reposer la tête, épousant la forme du dos et muni d'accoudoirs larges.

On veille à l'appui des cuisses, des bras, et à ce que le sujet soit bien adossé *(Fig. 1)*. Sur une chaise on adopte

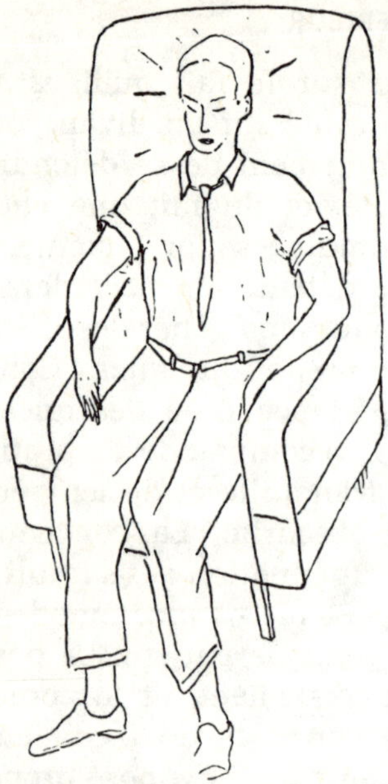

Fig. 1. **Training autogène. Position du fauteuil.**

« l'attitude du cocher de fiacre » dans laquelle le patient fait le dos rond, le bas de la colonne vertébrale étant soit vertical, soit incliné vers l'arrière; dans cette position les bras reposent par l'union du tiers supérieur et des deux tiers inférieurs de l'avant-bras sur la racine des cuisses *(Fig. 2)*. Enfin en position couchée, les bras sont en flexion légère le long du corps, les avant-bras

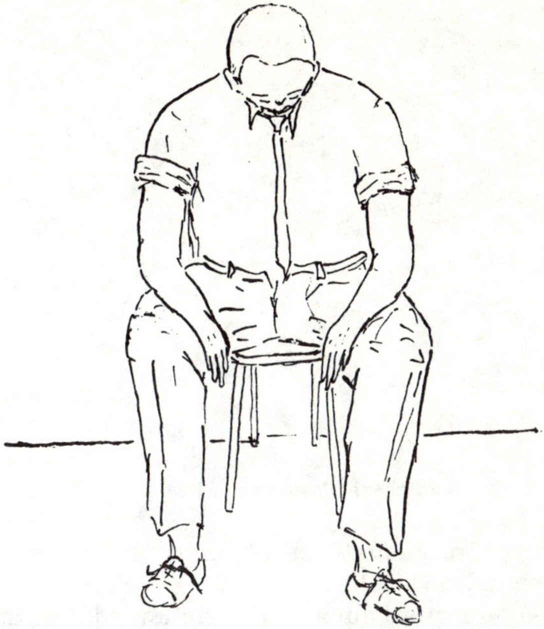

Fig. 2. **Training autogène. Position du cocher de fiacre.**

presque parallèles au corps, les paumes vers le bas; les pointes des pieds sont relâchées en position externe, la nuque est soutenue à l'aide d'un ou de plusieurs coussins; la tête peut encore reposer à plat; cette position de la tête doit être particulièrement adaptée à chaque patient en raison des structures particulières que peut présenter sa colonne cervicale *(Fig. 3)*.

Enfin le sujet ferme les yeux de façon à atténuer au maximum les stimuli optiques ce qui favorisera la

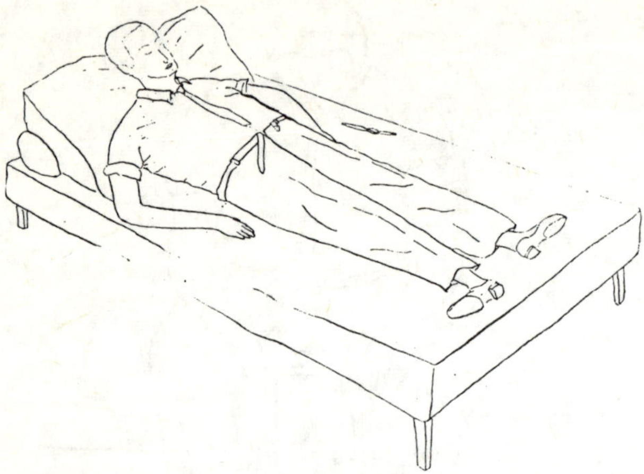

Fig. 3. Training autogène. Position couchée.

concentration mentale et notamment les représentations mentales visuelles.

On notera que l'auteur ne recommande, ni de fixer un point devant lui comme cela se passe dans les méthodes hypnotiques, ni de conserver la fixité de ses globes oculaires. Il faut mettre en relation cette liberté des globes oculaires sous les paupières fermées avec ce que l'on sait des mouvements oculaires pendant le sommeil, et ce que les plus récentes études physiologiques ont montré à ce sujet.

L'induction au calme: le patient est invité à se pénétrer de la formule « je suis tout à fait calme », à la ressentir aussi « présente » que possible, sans faire aucun mouvement et sans parler. Cette consigne ne doit pas être comprise comme un exercice d'auto-suggestion. Elle n'est pas destinée d'ailleurs à obtenir le « calme ». Au début de l'entraînement, le contenu de cette formule est vécu comme un mot, une pensée, une signification; ce n'est que par la suite lorsque le « calme » est obtenu par la poursuite des exercices, que cette formule va gagner en richesse et en plénitude. Son effet va dépendre d'ailleurs du type psychologique du patient (par exemple acoustique, acoustico-moteur, visuel); le compte rendu du résultat de l'application de cette formule permettra au cours des séances, au médecin comme au patient, de se rendre compte de son type psychologique et d'adapter ainsi les formules suivantes. Il s'agit donc d'une formule d'induction et non de suggestion permettant au sujet d'entrer dans un état de passivité productive qui va permettre le premier exercice.

1er exercice: Expérience de la pesanteur

A partir de ce moment de la méthode on va utiliser des « exercices ». Le patient va tout d'abord se concentrer mentalement sur la formule — « mon bras droit est tout à fait lourd ». Il est préférable de commencer par une partie du corps seulement, l'organisme n'étant pas capable à ce moment-là de se concentrer sur un vécu corporel trop étendu. On choisit le bras droit lorsqu'il est prédominant au point de vue de la latéralité; chez les gauchers on commence bien entendu par le bras gauche.

L'auteur insiste sur le fait qu'il ne s'agit pas de « faire quelque chose » avec le bras, mais d'induire dans le domaine mental une idéation abstraite; il lui faut penser et non pas faire. Il ne s'agit pas de se crisper sur une idée, mais de se détendre en pensant à une idée. Dans la mesure où le sujet est de type principalement visuel, comme on aura pu le constater au cours de l'induction au calme décrit précédemment, on essayera de lui faire se représenter son bras en plomb. Dans cet ordre d'idées le plomb est préférable à la pierre ou à une armure (image que souvent les patients ont tendance à se représenter) en raison du caractère malléable et compact de ce métal, caractère qui est implicitement contenu dans la dénomination « plomb ». Ce serait une erreur de donner une consigne visuelle à un sujet de type purement acoustique, ou acoustico-moteur qui essaierait en vain de réaliser cette image; certaines difficultés du début de l'entraînement sont dues à cette erreur d'appréciation. Chez un sujet à type acoustique, par exemple, on essaiera de trouver une image sonore, musicale, évoquant la pesanteur (musique de percussion, trombone, violoncelle etc.). Au début, l'exercice sera court et on indiquera au sujet de ne pas le faire persister au-delà d'une minute à une minute et demie. Par contre il est absolument nécessaire qu'il fasse trois exercices quotidiens, une régularité rigoureuse étant une nécessité fondamentale. A la fin de chaque exercice une « reprise soigneusement exécutée selon une technique précise ramène l'organisme à son état de tension normal. Elle se compose de mouvements successifs: faire plusieurs flexions et extensions énergiques des bras, inspirer fortement, ouvrir les yeux.

Normalement le sujet enregistre au bout de quelques jours une sensation de pesanteur dans le bras exercé; puis cette sensation de pesanteur devient plus importante; au bout de quelque temps elle se fait sentir dans l'autre bras, parfois dans les autres membres. Il peut être très utile d'inviter le sujet à noter après chaque exercice ce qui s'est passé, les sensations ressenties et éventuellement toutes impressions générales que le patient aurait à communiquer. A la consultation suivante le médecin est amené à contrôler la décontraction objective en appréciant le tonus musculaire; la position de training autogène est spécialement étudiée pour pouvoir apprécier ce tonus musculaire en provoquant un léger mouvement d'abduction du bras du patient et en le laissant retomber. On peut essayer de contrôler cliniquement l'état tonico-musculaire, sans interrompre le mouvement en cours, ce qui nécessite une palpation très légère. Certains patients éprouvent de la difficulté lorsqu'ils ne terminent pas l'exercice par une reprise comme elle est décrite ci-dessus; cette erreur est la cause fréquente de sensations persistantes de pesanteur, d'étrangeté ou d'autres sensations désagréables dans le bras. L'ouverture prématurée des yeux rompt en effet chez les débutants un état de concentration légère et reproduit a minima les inconvénients de la cessation brusque d'une transe hypnotique.

Comme on l'a vu, la sensation de pesanteur a tendance spontanément à se généraliser; le plus souvent, la généralisation se fait à l'autre bras puis aux membres inférieurs puis à l'ensemble du corps; mais il peut arriver que le processus de généralisation spontanée se produise dans le sens membre supérieur droit — membre inférieur droit — membre inférieur gauche — membre supérieur gauche, par exemple. Il est fréquent qu'à la deuxième consultation, le patient exprime cette généralisation de la sensation de pesanteur; mais d'autre fois cela ne se produit pas aussi vite. C'est parfois au bout de quelques semaines que l'on obtiendra un résultat.

Il faut noter que si, pour l'exercice de la pesanteur du bras droit, on invite le patient à prononcer la formule « mon bras droit est tout à fait lourd » avant qu'une sensation quelconque soit ressentie, et pour cause, il n'en va pas de même ensuite. Classiquement, le patient ne prononcera la formule « mes deux bras sont tout à fait lourds » ou bien « mon bras droit et ma jambe droite sont tout à fait lourds », que lorsque la généralisation spontanée de la sensation de pesanteur ressentie d'abord au bras droit aura débuté. A ce moment, le patient formule verbalement ce qui se passe effectivement en lui.

Cependant, dans des cas particuliers, lorsque par exemple la résistance est tenace, on pourra s'aider des formules de généralisation de la sensation de pesanteur.

Dans l'ensemble, la suite des formules telle qu'elle est indiquée par Schultz est la suivante dans la majorité des cas: mon bras droit est tout à fait lourd, mes deux bras sont tout à fait lourds, mes bras et mes jambes sont tout à fait lourds, tout mon corps est tout à fait lourd.

Certains patients ne ressentent pas de sensation de pesanteur, mais se décontractent néanmoins bien, comme on peut le constater objectivement. Dans ce cas on peut continuer l'entraînement et passer au stade suivant.

Comme nous l'avons vu, les exercices ne doivent pas durer plus d'une minute à une minute et demie. Ce n'est que lorsque la sensation de pesanteur sera obtenue à volonté par le sujet, qu'on pourra lui « permettre » de prolonger les exercices. Schultz indique clairement que cette prolongation n'entraîne aucun inconvénient: « après une ou deux semaines d'exercices *sans perturbations*, les patients pourront rester dans l'état de décontraction aussi longtemps que bon leur semblera et ils n'y mettront fin par un mouvement de reprise que lorsque quelque perturbation se fera sentir ».

Cette consigne concerne un stade de l'entraînement dans lequel les phénomènes parasites du début de traitement et la difficulté à ressentir la pesanteur n'existant plus, le sujet peut rester s'il le désire dans un état de décontraction sans être obligé de répéter passivement ses formules.

2e exercice: L'expérience de la chaleur

Alors que dans l'expérience de la pesanteur, les exercices ressemblaient encore à une détente musculaire telle qu'on peut la réaliser dans d'autres méthodes et même dans des méthodes de gymnastique, l'expérience de la chaleur est déjà beaucoup plus spécifique de la méthode du training autogène. Cependant la technique est la même avec la différence que la formule verbale à prononcer par le patient devient « mon bras droit est tout à fait chaud » en même temps que le sujet essaiera de se représenter mentalement, soit visuellement, soit de façon cénesthésique une expérience de chaleur connue: par exemple, être couché au soleil sur une plage ou se réchauffer auprès d'un bon feu en hiver. Comme nous l'avons vu, si l'expérience de chaleur suit l'expérience de pesanteur, c'est parce que chez les sujets observés en état d'hypnose c'est dans cet ordre de succession que se présentent les phénomènes. La méthode réalise ainsi un cycle qui se passe de façon naturelle et spontanée au cours de l'hypnose. On remarquera avec quel soin on opère dans une perspective globalisatrice du vécu corporel — un bras d'abord, puis progressivement le reste du corps. C'est dans ce même ordre que vont se dérouler les différentes étapes de cet exercice de la chaleur. Le sujet ressentira peu à peu la chaleur à des endroits divers, parfois au niveau du dos de la main, d'autres fois au niveau de l'avant-bras; cette sensation, légère au début, va s'intensifier; elle va également s'étendre à l'ensemble du membre supérieur en exercice, puis aux autres membres et à tout le corps. Le patient comprend mieux, à cette étape de sa relaxation, qu'il ne faut pas forcer. S'il avait la tentation de « forcer » ou de se crisper pour les exercices de détente musculaire, il a maintenant davantage l'expérience de l'état de concentration *passive*; il va donc pouvoir attendre que la sensation de chaleur se produise de façon spontanée, cependant que se déroulent les processus idéatoires et représentatifs que nous lui avons inculqués.

3e exercice: L'exercice cardiaque

Après l'auto-régulation des vaisseaux sanguins, qui constitue physiologiquement ce qui sous-tend l'exercice de la chaleur, on intègre dans la relaxation l'activité cardiaque pour la soumettre elle aussi à la régulation du sujet. On invite le patient à « sentir son cœur ». Il se concentre sur les manifestations subjectives du fonctionnement cardiaque. Il essaye de sentir battre son cœur, là où il est, dans la poitrine. Le patient peut s'aider des sensations qu'il ressent spontanément au niveau précordial et au niveau artériel, voire au niveau des tempes, mais on l'invite à se représenter mentalement le cœur dans sa véritable situation anatomique. La formule utilisée à ce moment-là et que le patient répète six ou sept fois comme les autres formules, est « mon cœur bat calmement ». Cette formule semble préférable à la traduction de l'allemand: « mon cœur bat calme et fort ». Lorsque cet exercice rencontre des difficultés, on peut inviter le patient à mettre sa main sur la région précordiale pour sentir mieux son cœur. Par la suite, cette manœuvre deviendra inutile. Répétons ici qu'il ne s'agit absolument pas de modifier le rythme de son cœur, de le ralentir ou de l'accélérer mais, simplement, de le sentir battre.

4ᵉ exercice: L'exercice respiratoire

On demande au patient, lorsqu'il a réussi ses trois premiers exercices, de s'abandonner à sa respiration. Là encore on respecte le rythme respiratoire naturel. Il ne s'agit pas de modifier volontairement sa respiration, en l'accélérant, ou en la ralentissant, mais de se sentir respirer. Ici des images mentales sont recommandées comme de « sentir l'air pénétrer en soi » ou de « sentir fonctionner sa cage thoracique ». Comme formule verbale on propose au patient « ma respiration est tout à fait calme » ou bien « je suis toute respiration » (phrase calquée sur la formule « je suis tout ouïe). Ici encore, on a écarté la traduction littérale de l'allemand: « ça me respire ». Il se trouve qu'à ce moment le rythme respiratoire se modifie d'une façon que nous verrons dans un chapitre suivant, mais ceci se passe hors de la volonté du patient à qui l'on ne demande que de « sentir » sa respiration.

5ᵉ exercice: Exercice de chaleur abdominale

Dans ce cinquième exercice le patient est invité à ressentir une sensation de chaleur au plus profond de son creux épigastrique, au niveau du plexus solaire, dit l'auteur. Toujours selon la même technique, on demande une représentation mentale: source de chaleur douce située au niveau du plexus solaire et irradiant à l'ensemble de l'abdomen, en même temps que le sujet récitera une formule verbale stéréotypée, qui peut être comme le recommande Schultz, « mon plexus solaire est tout à fait chaud ». Ici, on est bien entendu très loin de l'anatomie et plutôt au niveau d'une rêverie consciente où l'on se représente que cette région particulière du corps baigne dans une chaleur douce et agréable.

6ᵉ exercice: L'exercice de la tête

Le dernier exercice standard du training autogène est différent des précédents en ceci qu'il va mettre l'extrémité céphalique du patient à l'abri des modifications vasomotrices qui commencent à s'effectuer de façon régulière lors de chaque exercice au niveau de l'ensemble du corps. En effet l'auteur estime qu'il est déconseillé d'induire par cette méthode auto-hypnotique une vasodilatation trop forte au niveau de la tête. Pour réaliser l'exclusion de la sphère céphalique, l'auteur propose la formule « mon front est agréablement frais », en même temps que le patient se représente mentalement l'impression de fraîcheur frontale que l'on peut ressentir par exemple au cours d'un bain chaud, la tête étant hors du bain et rafraîchie par un léger courant d'air, ou encore l'impression d'une brise telle qu'elle se produit en été, la fenêtre étant ouverte et les rideaux légèrement soulevés.

La maîtrise de ces six exercices standard, qui constituent le cycle inférieur du training autogène, est acquise par les patients au bout d'un temps variable, entre un et six mois. A ce moment le sujet peut se permettre des séances de cinq minutes à un quart d'heure ou, au contraire, des séances plus courtes; à peine se couche-t-il que survient, peut-être par un phénomène supplémentaire de réflexe conditionné, l'ensemble des sensations recherchées. Le patient se sent lourd, chaud, il sent son cœur et sa respiration, son abdomen se réchauffe et son front devient frais. Le sujet continue à pratiquer ses trois exercices par jour. Pendant ces exercices il ressent alors un état de calme intérieur dans le domaine mental, un détachement contrôlé de l'ambiance externe et un état de détente physiologique agréable et reposant.

Nous verrons ultérieurement quel est le détail des possibilités offertes par ce cycle inférieur du training autogène.

B) CYCLE SUPERIEUR

Le cycle supérieur pourra être enseigné à des patients ayant pratiqué au moins pendant deux ans les exercices du premier cycle. L'auteur insiste ici sur un point extrêmement important: Si le cycle inférieur peut être utilisé par l'omnipraticien, sans doute plus fréquemment que par le neuro-psychiatre, ou le psychothérapeute spécialisé, le cycle supérieur exige la direction de ce dernier. L'auteur insiste beaucoup sur le fait « que seul le neuro-psychiatre rompu aux disciplines psychanalytiques peut assurer la responsabilité d'un travail aussi délicat ».

Au moment d'apprendre les possibilités du cycle supérieur les sujets doivent être en mesure de réaliser leur déconnexion d'une manière absolument immédiate par une concentration intérieure brève. Dans une première étape le patient apprend à diriger ses deux globes oculaires vers le haut et la ligne médiane « à regarder vers le centre du front ». On reconnaît là la marque des anciennes méthodes hypnotiques et suggestives. L'auteur estime que cela conduit à un approfondissement et à une « submersion » de la déconnexion. Cette pratique de la convergence des globes oculaires ne sera utilisée que pour des périodes de courte durée; elle sera intéressante pour des anesthésies lors d'interventions chirurgicales douloureuses ou d'autres performances du même ordre.

Le patient étant en état d'absorption profonde, on lui demande de laisser surgir dans son imagination une couleur uniforme quelconque. Cet exercice, comme les suivants, exige que le sujet demeure dans l'état de concentration pendant une durée d'une demi-heure à une heure. L'auteur intitule cette expérience la « découverte de la couleur propre ». Cette recherche, qui donne une première ouverture spontanée sur le monde interne des couleurs des patients, est suivie par un essai de représentation de certaines couleurs déterminées choisies par le médecin. L'intérêt du psychothérapeute se portera sur la liaison de la couleur envisagée avec un objet qui y sera associé spontanément.

L'exercice suivant consiste à laisser apparaître certains objets déterminés à l'intérieur du champ subjectif du patient. L'auteur recourt le plus volontiers à des objets concrets, d'usage quotidien mais caractéristiques. Lorsque les sujets ont des difficultés au commencement de cet exercice on leur demande de se concentrer pendant quelque temps sur la possibilité d'apparition d'un objet déterminé. On leur demande de « regarder en eux-mêmes ». Il arrive qu'apparaissent des parties d'objets. Des associations d'idées et des souvenirs peuvent être perçus à ce moment-là. On note que des personnalités à pensée abstraite se représentent des figures globales et imprécises; les personnalités extériorisant une affectivité riche amènent au thérapeute surtout des visions colorées; les personnalités méticuleuses restent « accrochées » à de petits détails précis.

Lorsque le patient devient capable de maîtriser la vision intérieure d'objets concrets, on peut le laisser « regarder » des représentations abstraites. C'est ainsi qu'on peut donner au patient la tâche de se représenter la Justice, le Bonheur, ou quelque chose de semblable, puis de regarder en lui-même, dans un état de concentration, d'absorption intensive.

Ici les expériences vécues, telles qu'elles sont rapportées par les patients, sont encore beaucoup plus différenciées que précédemment, selon leur type psychologique et psychosensoriel. Ici très souvent le patient quitte le domaine de « l'allégorique » pour entrer dans celui du « symbolique ». Les sujets vivent ces images d'une façon extraordinairement plastique, ils les contemplent en « tournant autour » dans leur espace intérieur et se laissent submerger par le caractère unique et la richesse de l'expérience vécue. L'auteur indique que, pour le patient, à ce moment-là, la découverte de ce monde intérieur n'apporte pas seulement de belles expériences, mais est susceptible de les enrichir pour le reste de leur existence. Nous soulignons ici un passage trop souvent méconnu de l'œuvre de Schultz lorsqu'il dit: « d'un point de vue purement psychothérapique, des matériaux sont donnés ici, qui peuvent être utilisés avec un grand intérêt: il en est ainsi des rêves nocturnes et souvent des épisodes cathartiques. Des patients doués d'esprit critique et possédant un bon contrôle d'eux-mêmes deviennent capables de laisser se dérouler sur eux-mêmes un véritable processus cathartique. Il peut leur arriver de découvrir ces faits par eux-mêmes sans se douter qu'il s'agit de choses déjà connues et scientifiquement étudiées. »

Une fois acquise la maîtrise de cette vision des objets on peut s'attaquer à d'autres tâches. L'auteur demande au patient de laisser se dérouler intérieurement une expérience quelconque qui soit pour lui l'expression ou le symbole de l'état d'âme le plus intense et le plus souhaité. Par analogie avec l'expérience de « la recherche de la couleur propre » l'auteur propose l'expression de « recherche du sentiment propre ». Ici, les personnalités de structure plutôt « réaliste » se distinguent très nettement des personnalités de structure plutôt « idéaliste ». Les premières recourent à des expériences tirées de leur passé ou du monde de leur désir; les autres donnent la préférence à des productions imagées d'ordre plus général. D'autres personnalités subissent à leur grande surprise des impressions bien différentes: il peut s'agir par exemple de fortes représentations érotiques, de caractère plutôt plastique, statique, prenant d'autres fois l'allure de scènes mouvementées mais ayant toujours le caractère d'une présence réelle et non d'un tableau à deux dimensions.

Arrivé à ce stade d'une certaine maîtrise de sa vie intérieure, l'auteur propose une nouvelle tâche au sujet: on lui demande de se mettre dans un état de profonde concentration, de laisser se présenter devant lui une personne déterminée de façon aussi concrète et plastique que possible. La technique est alors utilisée en quelque sorte pour contrôler la capacité de relation avec l'Autre (Einfühlungsfähigkeit in den Anderen). Ici l'auteur distingue la relation avec une personne neutre d'une part, une personne avec qui il existe une relation affective positive d'autre part, une personne pour laquelle le sujet éprouve de l'aversion enfin. Dans ce dernier cas Schultz note que la représentation intense, fréquemment répétée, d'une personne qui nous est odieuse, peut conduire à une attitude intérieure beaucoup plus objective, sans qu'il s'agisse d'une abréaction; il s'agirait beaucoup plus d'un approfondissement du jugement et d'une certaine prise de distance.

Une étape suivante consiste à demander au sujet en état de concentration, de se mettre véritablement en question, et de « se laisser s'observer » le « vécu intérieur » qui se présente en tant que « réponse de l'inconscient ». On recommande particulièrement l'attitude interrogative suivante « qu'est-ce que je fais de faux? » (was mache ich falsch?)

Dans la perspective de la construction d'un schéma des valeurs existentielles, l'auteur poursuit son cycle supérieur en demandant au sujet d'éclairer son expérience vécue à la lumière de ses « questions à l'inconscient ». Pour commencer, on pose des questions très « formelles »: ces questions peuvent être « la maladie du corps est-elle le plus grand des malheurs? »; « sens du travail? »; « qu'est-ce qui est préférable: le Bonheur, ou la Justice? »; « Solitude ou Communauté? » etc. Outre ces propositions générales, des questions strictement individualisées sont formulées. L'auteur estime que le sujet a ainsi eu la possibilité de se représenter intérieurement de façon prégnante les positions les plus importantes des différentes valeurs existentielles ainsi parcourues. A ce moment, on cherche à développer la formule de synthèse qui correspondra le mieux à la personnalité profonde du patient. La mise en formule d'une résolution devient alors possible. C'est ainsi qu'on peut proposer au sujet une devise personnelle qu'il ne réalise pas encore entièrement, faute de courage, mais dont il sait maintenant qu'elle traduit une partie de sa manière d'être profonde. On peut aussi utiliser une formule directive qui oriente le patient vers le mode de réalisation de son être qu'il estime le plus conforme à sa nature. L'auteur indique qu'il obtient de la sorte, dans la plupart des cas, des devises ou formules de personnalité dont l'observation clinique de la névrose fournit le négatif; il donne l'exemple de la claustrophobie où la formule complémentaire se trouve être: « je suis libre ».

Nous terminons volontairement sur cette formule libératrice cet exposé de la technique complète du training autogène avec ses cycles inférieur et supérieur; nous invitons le lecteur à se représenter la richesse de cette méthode où le mot de relaxation prend tout son sens, depuis le simple relâchement de quelques fibres musculaires, au début, jusqu'à la libération de la personnalité avec la possibilité offerte d'une pleine réalisation de soi.

2. *LA RELAXATION PROGRESSIVE D'EDMUND JACOBSON*

Bien différente dans son esprit autant que dans sa technique est la méthode de Jacobson. Cependant, la coïncidence dans le temps du départ des travaux de J. H. Schultz à Berlin et de Jacobson aux Etats-Unis mérite d'être soulignée. Comme le dit Jacobson (5) « les méthodes de contrôle de la tension, avec les diverses formes de la relaxation progressive et de la relaxation scientifique, ont eu leurs origines en 1908, quand, à l'Université de Harvard, j'ai commencé les études expérimentales sur le tressaillement nerveux »; et le Professeur Schultz dit lui-même(1) « à différentes reprises déjà, nous avons eu l'occasion de signaler que Jacobson est à notre connaissance le seul auteur qui, alors que nous ignorions totalement nos travaux réciproques, soit arrivé à des constatations de principes et de faits, qui, à beaucoup d'égards, coïncident avec les nôtres. »

Dans ses préoccupations concernant le tressaillement nerveux Jacobson fut frappé par le travail d'un auteur français, Fouillée, sur les sursauts involontaires chez l'homme. Jacobson désirait prouver que le bruit inopiné qui perturbe l'état de concentration provoquait des sursauts involontaires dus au transfert de l'énergie psychique dans le domaine physique. Cette préoccupation était, on le voit, directement issue du courant psychanalytique débutant. Mais là s'arrête l'inspiration psychanalytique des travaux de Jacobson; en effet, « à regret », l'auteur se vit « forcé de conclure que l'existence d'un transfert de l'énergie appelée psychique vers le physique n'existait pas. La preuve la plus simple nous était fournie par les sursauts d'un sujet placé dans un état de tension musculaire. Toutes choses étant égales d'ailleurs, plus il était tendu plus il sursautait; mais si d'aventure il se trouvait complètement détendu, il ne manifestait ni sursauts ni perturbations nerveuses quelconques (7). Le raisonnement de l'auteur est alors le suivant. « Au moment même où se manifeste une nervosité, une émotion ou une perturbation quelconque, il s'agit toujours de processus corporels localisés, épisodiques, transitoires et variables des diverses parties de la musculature du squelette » (7). Cherchant à vérifier son idée clinique, sur l'existence d'une relation entre le vécu émotionnel et le degré de tension musculaire, l'auteur fonde scientifiquement sa méthode en 1934 par des études électromyographiques. Celles-ci doivent comporter une expérimentation spéciale; les courants d'action qu'il veut enregistrer sur un muscle en état de repos apparent, sont en effet impossibles à déceler même avec l'instrumentation dont nous disposons en France en 1967. L'auteur est donc amené à utiliser un appareillage spécial (il parle d'« électro-neuro-myométrie ») (8), lui permettant de mesurer des potentiels d'action d'un muscle au repos apparent mais présentant un certain tonus musculaire, potentiels d'action qui seraient de l'ordre de la fraction de microvolt. Il pose alors en principe le fait que la « nervosité, l'émotion, la réflexion, l'imagination et tous les autres processus mentaux comportent des patterns neuro-musculaires transitoires mesurables avec précision au moment même de leur manifestation »; cela « prouve la réalisation immédiate d'actes minuscules. Ainsi l'électromyogramme trace à l'échelle microscopique une espèce de pattern en réduction de l'acte ou des actes réels » (7) (ou « ébauche d'acte ») (Jarreau, 5). En d'autres termes, la simple pensée concernant un acte moteur déclenche dans la musculature correspondante, même de façon très localisée, des potentiels d'action minimes, mais nets, et accessibles à ce type de mesure, sans qu'il apparaisse cliniquement aucun mouvement. Il en est de même de l'intention de parler, qui provoque l'apparition de potentiels d'action dans la sphère laryngée et faciale, ou encore des préoccupations concernant les viscères. Par contre l'état de complète relaxation d'un muscle est défini par l'équivalent d'un potentiel égal à zéro lorsqu'on le mesure avec les instruments conçus par l'auteur. « Lorsque la quiétude est générale, et si en particulier les tracés de potentiels d'action sont au voisinage de zéro dans la région de l'œil et de la parole, l'homme normal tout comme le névrosé… assure n'avoir rien imaginé, n'avoir ni réfléchi, ni pensé, ni été ému, ni été perturbé mentalement d'une manière quelconque » (7). C'est dans ces conditions que l'auteur est amené à penser que tous les autres moyens de détente doivent être en défaut, et que seul l'apprentissage, région par région, d'une relaxation complète et progressive peut permettre la mise au repos, au point de vue cérébral, des territoires correspondant aux parties du corps ainsi relaxées. Le terme de relaxation locale s'emploie dès lors qu'il s'agit d'un groupe musculaire déterminé; lorsque la relaxation affecte l'ensemble du corps, il s'agit de relaxation générale. Deux sortes de techniques sont utilisées: tout d'abord la relaxation progressive, qui peut s'appliquer « aux sujets de tous les niveaux, qu'ils soient frustes ou cultivés, pourvu qu'ils comprennent le langage utilisé, et qu'ils consentent à s'exercer » (8), d'autre part la méthode d'auto-régulation du fonctionnement ou relaxation différentielle qui s'adresse à des individus plus sélectionnés. Cette dernière est définie comme le minimum de contraction musculaire nécessaire à l'exécution d'un acte, en même temps que sont relaxés les muscles dont l'activité n'est pas indispensable pour la réalisation de cet acte (5, Jarreau).

On voit donc que la méthode de Jacobson n'utilise en aucune manière la concentration passive recommandée par Schultz. L'auteur s'efforce d'éliminer de sa méthode tout aspect psychothérapique (au sens de psychothérapie verbale), en estimant que l'apprentissage de la maîtrise des différents muscles du corps suffit à elle seule à obtenir le résultat recherché. L'auteur estime encore que sa méthode ne comporte aucune suggestion, aucune influence des techniques hypnotiques ou des techniques psychanalytiques; il s'oppose donc en cela diamétralement à Schultz.

Cette méthode comporte pour le sujet une séance d'une heure chaque jour, voire même deux séances par jour, selon les cas. Le sujet fait un entraînement avec le médecin une à trois fois par semaine. La durée de la rééducation est de quelques mois, ou même quelques années.

A) LA RELAXATION GENERALE

Dans son ouvrage de large diffusion « You must relax » l'auteur décrit un système de six étapes comportant chacune plusieurs exercices.

1re ETAPE: LA DECONTRACTION DU BRAS

1er exercice

Le patient est couché sur le dos, ferme les yeux, les jambes ne sont pas jointes. Il essaye de ne pas bouger, ou, en tout cas, de limiter ses mouvements. Cette position n'est pas encore détendue. L'apprentissage de la détente constitue en effet le but des six étapes. La durée de cet exercice est de 30 minutes quand le patient est agité, de 50 minutes quand il est calme et qu'il peut rester couché sans résistance.

2e exercice

La position est la même. On demande au sujet d'élever le bras gauche et de faire le poing. Donnons la parole à l'auteur: « veuillez, lui dis-je, incliner la main gauche en arrière au niveau du poignet. Ainsi fut fait *(Fig. 4)*. Il est certain, dis-je, que certaines fibres musculaires sont raccourcies dans les muscles supérieurs de votre avant-bras gauche et que ces muscles sont les extenseurs de la main. Dans cette mesure, donc, votre acte est mécanique. Cependant nous sommes en droit de considérer également votre action comme une activité chimique car c'est un processus de combustion, exigeant de l'oxygène et d'autres éléments, au cours duquel les liaisons ' phosphates riches ',

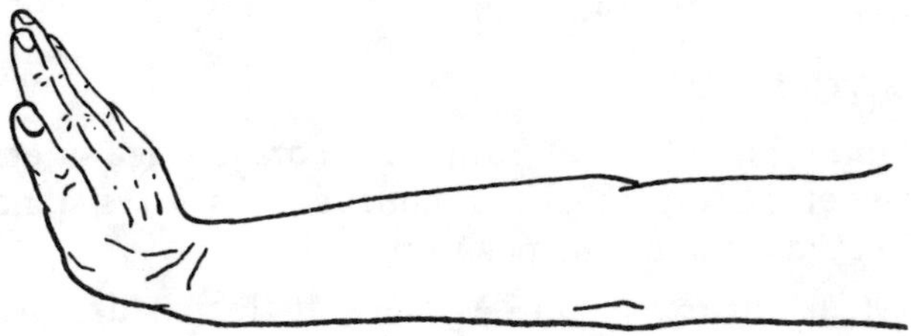

Fig. 4. Méthode de Jacobson ...Incliner la main en arrière au niveau du poignet...

incluant peut-être celles du triphosphate d'adénosine, sont rompues pour fournir l'énergie destinée à la contraction musculaire » (8). Le thérapeute continue ainsi à expliquer les processus chimiques de la combustion, le rôle du système circulatoire assurant les apports sanguins aux extrémités, l'existence de potentiels d'action dépendant de ces réactions chimiques, l'aspect thermodynamique de l'acte de renverser la main gauche en arrière, qui engendre de la chaleur. En somme on prie le sujet de ressentir une sensation et en même temps on lui explique rationnellement à l'aide d'arguments scientifiques quels sont les mécanismes qui sous-tendent cette sensation.

— détente: le patient laisse tomber son bras, ouvre le poing, laisse tomber ses doigts. Quelques minutes de repos. On recommence l'exercice deux fois. La fin de l'exercice est consacré au repos (20 à 40 minutes).

3e exercice

On fait le même exercice avec les deux bras.

2e ETAPE: DETENTE DES JAMBES

1er exercice

D'une durée de 50 minutes. Lorsque le sujet est calme et qu'il peut rester couché sans « résistance », toujours dans la même position.

— tension: extension des pieds et flexion des orteils, sans que le genou soit mobilisé.

— détente: faire cesser brusquement ce mouvement, et repos de quelques minutes. Recommencer deux fois.

2e exercice

Le pied et les orteils sont détendus, non pas brusquement, mais progressivement.

3e exercice

Au cours de cet exercice le patient doit se rendre compte que la détente au niveau des pieds s'accompagne involontairement d'une détente au niveau des bras.

3e ETAPE: RESPIRATION

Ici la position est la même, mais si le patient le préfère il peut se mettre de côté. Le patient reste tranquillement couché pendant 10 minutes, il respire 2 à 3 fois plus profondément qu'à l'accoutumée, mais sans forcer. On attire son attention sur le fait que sa cage thoracique est tendue lors de l'inspiration et détendue lors de l'expiration. Le patient doit devenir conscient de ces variations.

4e ETAPE: LA DETENTE DU FRONT

1er exercice

Le patient se met devant le miroir:

a) il fronce le front et lève les paupières. Il laisse progressivement ses muscles se relâcher,

b) il referme progressivement les yeux et les détend peu à peu.

2e exercice

Le patient se couche et ferme les yeux:

a) il fronce le front et laisse ses muscles se détendre progressivement,

b) il ferme fortement les paupières et les détend progressivement,

3e exercice

On demande au patient de se rendre compte au moment de ses exercices, du rôle de la détente du front et des paupières sur la détente des bras, des jambes et de la cage thoracique.

5e ETAPE: LA DETENTE DES YEUX

1er exercice

Toujours dans la même position, le patient regarde vers la droite, conserve cette position une demi-minute, puis on lui demande de ressentir consciemment la tension dans les yeux. Le patient laisse ses yeux revenir dans une position normale, sans diriger son regard sur un objet quelconque; il détend ainsi ses muscles oculaires et continue l'exercice vers la gauche. Puis les exercices se font vers le haut et vers le bas.

2e exercice

Pendant la tension et la détente des muscles oculaires le patient doit devenir conscient de la tendance à la généralisation de la détente.

6e ETAPE: DETENTE DES MUSCLES DE LA SPHERE VOCALE

Lors de cette étape, le patient peut être couché, mais il peut être aussi dans n'importe quelle autre position pourvu que ses yeux soient fermés.

1er exercice

Le patient compte jusqu'à 10 et observe en lui-même l'activité de la langue, des lèvres, de la mâchoire, du cou et de la cage thoracique. Les groupes musculaires qui entrent en jeu sont détendus deux ou trois minutes. Pour cela le patient s'arrête de parler. Cet exercice est répété deux fois.

2e exercice

Le patient compte à nouveau jusqu'à 10, mais à mi-voix, puis en murmurant; suit un moment de détente pendant lequel le patient se tait.

3e exercice

Le patient compte intérieurement. Il se représente seulement les chiffres. Quand il s'arrête de compter, il doit se rendre compte que, malgré qu'il n'ait pas du tout parlé, il se produit une détente de l'organe vocal.

La tâche du médecin pendant ces exercices est en somme de nature pédagogique, mais aussi de contrôle. Comme dans la méthode de Schultz, il existe ici des moyens de contrôle objectifs et subjectifs du degré de relaxation du sujet. Au contrôle objectif, à l'inspection le médecin vérifie que le sujet est en état d'immobilité totale, que ce soit au niveau des doigts, du visage ou des globes oculaires. La respiration doit être régulière. On vérifie la détente de la musculature de l'abdomen par un palper. Puis le médecin exerce des mobilisations passives: les membres doivent être flasques.

Pendant ces exercices, les réflexes rotuliens seraient faibles ou abolis. Il en serait de même pour les réflexes cutanés plantaires, il n'y aurait même plus de réflexe de déglutition.

En ce qui concerne les phénomènes végétatifs, le pouls serait ralenti, la tension artérielle abaissée, ainsi que la température.

En ce qui concerne les données subjectives, apparaît ici encore un point d'opposition fondamentale à la méthode de Schultz: le sujet va décrire son état et il notera une disparition des sensations corporelles. Cette disparition pourrait aller jusqu'à la perte de la notion de position des membres.

Il est intéressant de noter que cette perte de toute sensation subjective, se produit à la suite d'exercices au cours desquels on est frappé par le caractère minutieux d'une sorte d'apprentissage cénesthésique; en effet nous avons vu le patient apprendre à reconnaître chaque type de sensation oculaire, relative à chaque groupe de muscles ou même de fibres musculaires, qu'il y ait mouvement, ou intention de mouvement seulement. En ce qui concerne la sensation, Jacobson enseigne à ses patients une différenciation à effectuer entre ce qu'il appelle *tenseness* (du latin *tendere, tensus*) qui est la sensation de tension musculaire liée physiologiquement à une contraction, et la sensation de *strain* (du vieux français *estreindre,* du latin *stringere)* qui est la sensation d'étirement tendineuse ou ligamentaire au niveau des articulations. Dans le premier exercice d'extension de la main sur l'avant-bras le patient apprend ainsi à différencier la sensation d'étirement tendineux au niveau du poignet et la sensation de contraction musculaire au niveau des muscles de l'avant-bras (loge postérieure) *(Fig. 5).*

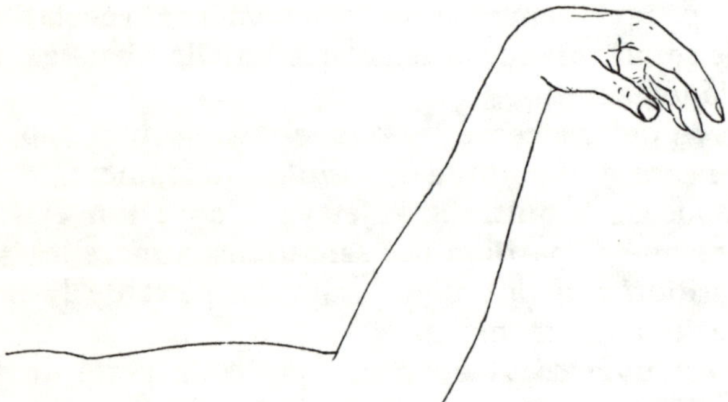

Fig. 5. Méthode de Jacobson ...Différencier la sensation d'étirement tendineux au niveau du poignet et la sensation de contraction musculaire au niveau des muscles de l'avant-bras.

B) LA RELAXATION DIFFERENTIELLE

La relaxation différentielle est définie par Jarreau (5) comme « le minimum de contraction musculaire nécessaire pour l'exécution d'un acte, en même temps que la relaxation des muscles dont l'activité n'est pas indispensable pour la réalisation de cet acte. »

Ici les exercices se feraient en position assise sur un fauteuil, le sujet étant adossé, les avant-bras reposant sur les bras du fauteuil, les mains tombantes, les poignets détendus. Mais Jacobson recommande de faire cet entraînement assis après 15 à 30 minutes de relaxation générale en position couchée. Il insiste même pour que le fauteuil soit tout près du lit, afin que la reprise « en tension » soit aussi faible que possible. Les exercices seront analogues aux exercices couchés. Le rythme peut en être accéléré, à la demande.

En position assise, Jacobson insiste sur le travail du plan dorsal et du cou. Le sujet n'est pas penché en avant, il est adossé.

A la suite des exercices des yeux et de la parole comme précédemment, le médecin fait procéder à des exercices de lecture et d'écriture.

« Pour les exercices de lecture, le sujet étant assis devant une table, un livre devant lui, les yeux ouverts, il va commencer par se relaxer de façon aussi poussée que possible. Puis, il va lire un texte, en gardant une relaxation très poussée, tellement poussée, qu'on lui demande de ne pas chercher à comprendre ce qu'il lit. Puis il fera l'effort mental minimum nécessaire pour arriver à comprendre ce qu'il lit, tout en observant une détente aussi poussée que possible. »

Les mêmes exercices sont ensuite préconisés pour l'écriture.

Enfin, on passe aux applications de la relaxation dans la vie active où le sujet apprend à distinguer les attitudes et mouvements en tant « qu'activités primordiales » et les attitudes et mouvements en tant « qu'activités secondaires », c'est-à-dire non indispensables à l'acte à accomplir et qu'il faut apprendre à économiser.

En bref dit Jarreau, Jacobson recommande de se relaxer jusqu'au maximum compatible avec le maintien d'une efficacité d'action. Jacobson décrit encore la méthode d'auto-régulation du fonctionnement. Cette méthode concerne un projet différent de celui de la relaxation progressive. Citons l'auteur: « (8) lorsque le médecin emploie la méthode de relaxation progressive, il se base sur l'opinion habituellement reçue qui fait de la vie humaine la poursuite de buts variables cependant, d'une personne à l'autre, d'une race à l'autre, d'une époque à l'autre ou d'un moment à l'autre. Le propos poursuivi est d'accroître les possibilités de réaliser les buts, d'éliminer ceux qui sont dispendieux et moins désirables, accomplissant par là l'intégration des efforts fournis. » Cependant lorsque le médecin effectue ou enseigne l'auto-régulation du fonctionnement, il recourt à une optique de la vie humaine qui diverge de celle qui prévaut dans notre culture. C'est l'optique nouvelle, mais de toute évidence saine et adaptée, qui considère l'homme comme l'instrument le plus complexe, bien qu'intégré, qui nous soit connu.

Dans cette méthode d'auto-régulation, le patient doit apprendre à faire fonctionner son organisme comme il apprendrait à manœuvrer n'importe quel autre appareil compliqué de manière efficace. De même qu'il apprend à « conduire » une voiture, il faut qu'il apprenne à *se* « conduire ».

Les procédés semblent être les mêmes: à la suite d'une explication de type didactique, on fait incliner la main du sujet en arrière afin qu'il distingue le signal qui lui permet de percevoir les régulations au niveau des muscles, du signal de l'effort concernant ses articulations. Le sujet apprend que la sensation de régulation lui apporte une indication rudimentaire de sa dépense énergétique, puis, que s'il faut un effort pour maintenir un travail, il n'en faut pas pour l'interrompre. « Passer à la négative ne demande pas d'effort ».

Jacobson estime que si le patient « accepte des directives » qui se basent sur l'expérience scientifique, en les suivant convenablement, il acquiert ce que l'auteur appelle un nouvelle liberté intérieure.

Le patient anxieux est invité à percevoir ses dépenses énergétiques lors de l'effort par l'intermédiaire de ses sensations musculaires. « C'est ainsi qu'il verra immédiatement s'il est tendu à l'excès ». Mais il ne suffit pas de reconnaître ses tensions: le patient apprenant la relaxation de cette tension devient capable de réalisations optimales. Cependant il ne s'agit pas de repos. Les tensions d'effort doivent être seulement limitées à ce qu'elles ont d'excessif. « Le but visé c'est le juste milieu, qui dans toute forme de comportement mérite le nom d' ' art ' ».

L'auteur ajoute d'ailleurs qu'une certaine tension anxieuse modérée s'avère souvent une meilleure solution, en ceci qu'elle jouerait un certain rôle protecteur: « la libération totale de l'angoisse serait aussi dangereuse que l'abolition totale de la sensation douloureuse ».

Ici nous terminons la description de cette méthode, par cette phrase qui nous paraît spécifique d'un refus d'aborder la sphère psychologique en tant que telle, et qui la circonscrit comme une méthode de relaxation analytique et périphérique.

CHAPITRE III

DES DIVERS MODES D'UTILISATON DES TECHNIQUES DE RELAXATION. LES METHODES

La plupart des méthodes de relaxation actuellement utilisées se réfèrent implicitement ou explicitement aux techniques de Schultz ou de Jacobson ou encore prennent de façon éclectique dans ces deux techniques, ce qui apparaît comme le plus efficace dans la perspective des auteurs. Cependant d'autres méthodes présentent des caractéristiques ou des projets voisins de ces techniques fondamentales, mais sans s'y référer. Elles seront traitées en troisième lieu.

1. *METHODES INSPIREES DE LA TECHNIQUE DE SCHULTZ*

A) LE TRAINING AUTOGENE

S'il peut paraître surprenant de consacrer à nouveau un chapitre à cette technique, il apparaîtra vite au lecteur que cela est loin d'être injustifié. En effet, nombreux sont les médecins qui pratiquent actuellement cette technique, mais les méthodes utilisées sont sujettes à toutes sortes de variations et l'esprit dans lequel les méthodes sont appliquées est souvent différent d'un thérapeute à l'autre, en fonction de son milieu géographique ou culturel, des écoles auxquelles il se rattache, ou de sa personnalité.

Comme le dit G. Lemaire (53) « le training autogène reste historiquement la première méthode psychothérapique globale de relaxation » mais... « son maniement est sans doute plus difficile qu'il n'y paraît, et ne saurait être confié à des mains inexpertes »; cette technique reste néanmoins très répandue, sous la forme même décrite par Schultz, et dans la même intention que lui. Le terme même d'entraînement autogène demande à être explicité: entraînement pratiqué par le sujet lui-même, mais entraînement à quoi? Entraînement à la « déconnexion », qui met le sujet dans un état particulier, dont on peut supposer qu'il est voisin d'un état hypnotique et qui est baptisé diversement par les uns — état « hypnoïde » et de façon plus neutre et plus objective par Luthe — état autogène —. Dans le training, la décontraction n'est donc pas une fin en soi, mais un moyen de plongée dans cet état autogène. Il convient de ne pas perdre de vue que le cycle supérieur du training autogène fait bel et bien partie de la méthode de Schultz et n'en est pas une sorte de prolongement psychothérapique verbal qui n'aurait plus « à voir avec le training autogène que son point de départ » (Lemaire, 53). Ce qui est exact, c'est que le cycle supérieur est très peu pratiqué en raison de la nécessité pour le psychothérapeute d'avoir eu lui-même la formation d'une psychanalyse didactique.

Les discussions subsistent entre psychothérapeutes utilisant le training autogène sur les formules des six exercices standards. Toujours d'après Lemaire, cette formulation « prête aujourd'hui à sourire et contribue — tout au moins dans nos pays — à faire déconsidérer l'ensemble de la méthode de Schultz. » En fait notre expérience ne confirme pas ce point de vue dont on pourrait se demander s'il ne représente pas la propre crainte du psychothérapeute devant les réactions de son patient. Le patient sourit en effet au début, mais il finit par comprendre très rapidement que le langage utilisé pour « parler », en quelque sorte, à l'inconscient n'est pas le même que celui de la conversation courante. Le langage accessible aux couches inconscientes de la personnalité demande en effet à être condensé au maximum en formules les plus significatives possibles. Ce langage doit, pour être efficace, utiliser une certaine rythmique, une certaine répétition, une certaine stéréotypie. Il s'agit là d'un principe empiriquement appliqué par les méthodes modernes de publicité ou par certains orateurs politiques. Il est vrai que l'esprit français « cartésien » éprouve quelque embarras à se placer à un niveau non rationnel, non logique. Ce facteur culturel est certainement très important dans la vive réaction des médecins français à la diffusion des thérapeutiques hypnotiques, et dans la résistance qu'ils opposèrent aux idées psychanalytiques, comme le rappelle Th. Kammerer, dans son article « le rayonnement du Professeur J. H. Schultz en France » (4). Comme l'indique Freud lui-même (42), la psychanalyse n'a été présentée au public français qu'en 1913 (Regis et Hesnard), et ce n'est qu'en 1923 qu'on put noter un certain intérêt pour le courant psychanalytique. Ce phénomène est analysé de façon remarquable dans la thèse de J. Lamoulen (50).

Il nous semble également y avoir une confusion lorsqu'on étudie le problème de la suggestion dans l'œuvre de Schultz. Nous y reviendrons dans un chapitre ultérieur, mais il faut d'emblée faire une série de remarques.

Nul plus que Schultz lui-même, n'a indiqué à quel point la suggestion et l'hypnose étaient des concepts de base pour comprendre la technique qu'il préconise. Il nous semble cependant qu'il faut s'entendre sur le terme de suggestion. Si on entend par là le fait de se laisser persuader par un thérapeute que le corps est lourd ou que les membres sont chauds, il s'agirait en effet d'une technique s'adressant à des individus particulièrement crédules, ou d'une suggestibilité anormale et l'on comprendrait, que la méthode soit très « utilisable pour des sujets de niveau intellectuel un peu au-dessous de la moyenne et de niveau culturel fruste, sujets qui de ce fait sont exclus des psychothérapies verbales et devant lesquels le thérapeute est par conséquent bien souvent démuni » (Lemaire, 53). Si au contraire, on entend par suggestion ce que nous en dit Schultz dans le chapitre X de son ouvrage (69), « si nous ne considérons que les états marqués du signe caractéristique de la déconnexion concentrative vraie, comme étant véritablement « suggestifs » ou comme nous disons, nous, « concentratifs »,... » A ce moment on s'aperçoit que pour l'auteur la suggestion est inséparable de la déconnexion concentrative et qu'un reproche qu'on ne peut lui adresser, serait de ne pas en avoir parlé! En ce qui concerne le premier sens du mot suggestion dont nous parlions plus haut, Schultz propose de lui assigner le « terme bâtard gréco-latin d'auto-persuasion ». C'est cette « auto-persuasion », et des formes identiques de « psychothérapie mentale » ou de « psychothérapie rationnelle » que l'auteur entend écarter de sa méthode. Il indique que « les phénomènes de déconnexion spécifique, déjà par la dénomination même de concentrative, doivent être distingués de la *suggestion en général*. A notre avis, dans la pensée de Schultz, la déconnexion concentrative est une forme tout à fait privilégiée de suggestion; si l'auteur prend le soin au début de son ouvrage d'écarter le terme de suggestion en général, ce n'est pas pour nier la suggestion; tout au contraire, c'est pour souligner l'aspect suggestif spécifique du training autogène, et pour l'opposer à d'autres formes de suggestion qui effectivement n'ont pas leur place ici.

Pratique et enseignement du training autogène

Dans le Volume Jubilaire consacré au 80e anniversaire de J. H. Schultz (4), toute une partie de l'ouvrage est consacrée au rayonnement international de sa méthode.

En France, la technique du training autogène est essentiellement enseignée au Centre Hospitalo-Universitaire de Strasbourg, sous la direction du Professeur Kammerer. A Paris, l'enseignement des techniques de relaxation se fait sous l'égide de la Société de Médecine Psychosomatique, et à Bordeaux, au Centre Hospitalo-Universitaire.

En Europe, le training autogène est pratiqué en Belgique, au Portugal, en Italie, de façon bien plus importante en Pologne, en Tchécoslovaquie, en Allemagne, en Suisse, en Norvège, en Autriche; plus loin de nous la méthode est pratiquée au Japon, dans plusieurs pays d'Amérique du Sud, au Canada et aux Etats-Unis d'Amérique. Dans tous ces pays la technique du training autogène fait l'objet d'un enseignement parfois privé, mais le plus souvent officiel dans les cliniques psychiatriques.

Dans certains pays et dans quelques villes françaises, la technique de Schultz a été mise à la disposition de kinésithérapeutes, qui pratiquent ainsi une sorte de relaxation; mais il nous semble que, dans son esprit, cette forme de détente ressemble davantage aux méthodes de Jacobson. En effet, il ne peut s'agir au niveau de la kinésithérapie, où l'association se fait avec des exercices de gymnastique ou des massages, que d'une détente périphérique et non d'une déconnexion concentrative, voire d'une psychothérapie. Dans d'autres endroits la méthode est limitée aux deux premiers exercices. Ici, nous restons dans l'esprit de Schultz pour qui ces deux exercices représentent la base de la méthode. On a vu que les quatre exercices standard suivants du cycle inférieur étaient des approfondissements des résultats apportés par les exercices de pesanteur et de chaleur. L'usage limité aux deux premiers exercices permet des thérapeutiques plus brèves, plus simples et par conséquent plus nombreuses. C'est ainsi que Muller Hegemann (Directeur de la Clinique Neuro-psychiatrique de l'Université Karl Marx de Leipzig) a pu présenter au IIIe Congrès mondial de Psychiatrie en 1961 une statistique portant sur 818 patients traités dans sa clinique en huit ans, et, en regroupant ces chiffres avec sept autres médecins de la République démocratique allemande, arrive à un chiffre d'environ 9 000 patients ayant été traités à l'aide de cette technique (13). Malgré ces chiffres très élevés l'auteur indique que sur 818 patients, 657 ont appris la technique complète des six exercices standard, 62 seulement les exercices de pesanteur et de chaleur et 99 les exercices de pesanteur seulement.

Le besoin s'est fait sentir pour tous les praticiens pratiquant le training autogène d'une coordination des travaux et d'une mise en commun des connaissances. Il s'est ainsi créé lors du IIIe Congrès mondial de Psychiatrie à Montréal en 1961, un « Comité international de coordination de l'application clinique et de l'enseignement du training autogène » dont le Professeur Schultz est membre honoraire [1]. Cette association fut amenée à préciser les indications et les contre-indications de l'application du training auto-

[1] L'I.C.A.T. après sa première réunion en Juin 1961 lors du 3e congrès mondial de psychiatrie à Montréal (13), a tenu une deuxième séance à Paris en 1965 lors du congrès consacré à l'hypnose et une troisième séance à Madrid en Septembre 1966 lors du 4e congrès mondial de Psychiatrie (14).

Le Comité International de coordination de l'application clinique et de l'enseignement du training autogène (I.C.A.T.) se compose actuellement de: G. Crosa (Italie), M. Dongier (Belgique), R. Durand de Bousingen (France), A. Friedemann (Suisse), P. Geissmann (France), I. Gubel (Argentine), Y. Ikemi (Japon), A. Jus (Pologne), Th. Kammerer (France), H. Kleinsorge (Allemagne), G. Klumbies (Allemagne), D. Müller-Hegemann (Allemagne), D. Langen (Allemagne), W. Luthe (Canada), G. Naruse (Japon), P. Polzien (Allemagne), M. Sapir (France), J. H. Schultz (Allemagne), J. Seabra-Dinis (Portugal).

gène, la façon de l'exercer en groupe, la nécessité absolue que cette thérapeutique soit exercée par un médecin; le Comité souligna le danger des « enregistrements » de relaxation, de la diffusion inadéquate dans le grand public de ces techniques, la nécessité de la formation des médecins utilisant le training autogène, et traita des perfectionnements apportés ces derniers temps par une série de médecins à la technique de Schultz. La tendance à employer le training autogène, avec d'emblée et sans études approfondies préalables des modifications soit secondaires, soit dénaturant la méthode (qui n'a plus alors du training autogène que le nom) se répand également en France. Ces déviations sont dues soit à la méconnaissance des fondements de la méthode (et l'on utilise alors de simples méthodes suggestives, voire hypnotiques) soit au mélange avec le training autogène de psychothérapies mal élaborées et anarchiquement conduites. Rappelons les paroles de J. H. Schultz qui demande « qu'une modification fasse l'objet de travaux et de réflexions aussi longs que ceux qui ont présidé à la mise au point du training par son auteur. »

C'est dans cet esprit et avec toute la prudence requise que nous allons décrire des perfectionnements élaborés actuellement par une série de médecins; pour deux de ces auteurs (Luthe, Geissmann) il s'agit de travaux expérimentaux en cours d'élaboration. Pour les autres, il s'agit de la mise au point de méthodes utilisant la technique de Schultz mais dans une perspective qui leur est propre. Nous commencerons par des méthodes utilisant directement le training autogène.

1) *LE TRAINING AUTOGENE EN GROUPES*

Le training autogène ayant une technique très codifiée, basée au début du traitement sur le principe d'un apprentissage, peut être utilisé en groupes. Cette technique a été utilisée par Schultz; elle l'est encore dans les pays de langue allemande; elle est utilisée de façon systématique dans le traitement des malades externes depuis 1962 à la Clinique psychiatrique de Strasbourg (5).

En ce qui concerne le groupe, il a été remarqué qu'il pouvait se composer de huit à dix patients; bien que certaines expériences aient pu être faites avec un nombre de patients plus élevé, il paraît souhaitable de se limiter à ce chiffre. Une certaine discipline est exigée des patients dans la mesure ou toute absence aux séances risque d'occasionner soit un retard dans l'évolution générale du groupe, soit un rejet par le groupe et en tout cas un retard par rapport au groupe.

Les séances sont un peu plus longues que pour le training autogène utilisé individuellement, car l'expérience a montré qu'il était bon de voir les patients en entretiens individuels après la séance collective pour ceux qui le désirent. Cependant, et dans l'ensemble, il y a au point de vue du thérapeute un gain de temps considérable.

Du point de vue du training autogène lui-même, il n'y a pas de différence notable avec la thérapeutique individuelle; cependant il faut signaler une influence extrêmement favorable du groupe sur la facilité à exprimer les symptômes ressentis; il y a une sorte d'entraînement réciproque des participants à admettre qu'ils peuvent ressentir quelque chose, ce qui permet de surmonter un certain nombre de résistances qu'on rencontre souvent dans la thérapeutique individuelle.

Ce phénomène de facilitation lié à la dynamique de groupe a une contrepartie: les phénomènes de résistance complexes habituellement rencontrés en dynamique des groupes se font jour ici comme dans un groupe thérapeutique de nature différente ou comme dans un groupe non thérapeutique. C'est pourquoi il est indispensable que le médecin qui utilise le training autogène en groupes ait une certaine expérience des groupes en général.

Les résultats thérapeutiques sont extrêmement favorables dans cette technique, comme en témoigne la statistique publiée par Wagner dans sa thèse (75).

L'utilisation du training autogène en groupes est réalisée, de façon alors très habituelle, dans les applications prophylactiques de la relaxation et dans l'entraînement didactique des médecins et psychiatres qui se proposent d'en faire bénéficier leurs patients.

2) *MODIFICATION ET NEUTRALISATION AUTOGENES; DECHARGES ET ABREACTIONS AUTOGENES (LUTHE)*

Le Docteur Luthe, à qui l'on doit une série de travaux expérimentaux et cliniques sur le training autogène, et la traduction en anglais et la diffusion de l'ouvrage de Schultz en Amérique du Nord (3), a présenté ces dernières années une série de précisions et d'observations découvertes au cours de la psychothérapie par training autogène. Il s'agit des formules fonctionnelles et des abréactions autogènes.

En premier lieu Luthe développe les idées de Schultz sur la formulation de résolutions; en effet il ne s'agit pas là de formules telles qu'elles peuvent être dégagées de la pratique du cycle supérieur; il s'agit de formulations de résolutions en rapport avec l'état clinique du patient, qui maîtrise le cycle inférieur seulement. Luthe propose de distinguer les formules fonctionnelles en formules organo-spécifiques qui sont semblables aux formules standard, mais agissant physiologiquement dans une zone donnée, et les formules intentionnelles qui s'adressent directement aux fonctions psychiques.

a) *Les Formules Organo-Spécifiques*

Les F.O.S. ont pour objet de renforcer les effets des exercices standard en accord avec les principes du training autogène. Le thème fonctionnel de ces formules sera la pesanteur, la chaleur, le rafraîchissement ou encore que la « fonction » s'opère de façon satisfaisante. Ces formules ne sont pratiquées qu'en combinaison avec les exercices standard, et seulement après que ces exercices aient été convenablement maîtrisés par le patient. Le choix de ces formulations requiert une évaluation critique soigneuse de l'état psychophysiologique du patient. D'autre part un contrôle soigneux des symptômes présentés pendant le training autogène est nécessaire au début et le patient est prévenu qu'il ne doit pas modifier ou appliquer lui-même de telles formules sans en aviser le thérapeute. Les F.O.S. suivantes ont été appliquées avec succès par Luthe dans des cas de rhinite: « mon nez est frais ». Dans des cas de syndrome subjectif des traumatisés crâniens: « mon cou est agréablement chaud »; dans des cas d'énurésie: « ma vessie est chaude ».

b) *Les formules intentionnelles*

Les F. I. consistent en « résolutions » utilisées comme un type particulier de soutien psychothérapique, ayant pour but d'aider le patient dans ses efforts à résoudre avec succès certains problèmes psychiques ou psychophysiologiques. Selon la nature du problème plusieurs possibilités sont offertes, par exemple les formules de « neutralisation » (« ... m'est indifférent »), des formules de « renforcement » qui peuvent être utilisées pour accentuer certaines tendances permettant au sujet d'en « oublier » certaines autres (par exemple: « je suis à présent fatigué et j'ai envie de dormir »), des formules d'abstinence (« je sais que j'évite de... »). D'autres formules aident le patient à maîtriser certaines situations qui provoquent un sentiment d'insécurité, d'anxiété et une frustration subséquente (par exemple: « je sais qu'à l'école, je suis fort et tenace »...). Chez des sujets ayant une trop forte tendance à s'analyser, certaines formules paradoxales sont susceptibles de produire des effets bénéfiques (« j'observe les autres »). Voici quelques exemples de formules utilisées par Luthe: « je sais que je me réveille complètement lorsque ma vessie a besoin de se vider »; « je sais que j'évite de boire une goutte d'alcool sous quelque forme, à quelque moment, dans quelque circonstance, dans quelque situation que ce soit »; « d'autres boivent, mais pour moi l'alcool est indifférent ». Rappelons le type de formules utilisées par Schultz, également en rapport avec les six exercices standard du cycle inférieur: « évacuation quotidienne abondante et facile à 7 h 30 ».

c) *Les abréactions autogènes*

Dans un souci de clarification psychophysiologique, Luthe fut amené à étudier les « réactions du système nerveux central qui se produisent pendant la pratique des exercices standard » (4).

L'auteur fut amené à cette recherche par la constatation « de fréquentes manifestations de phénomènes neuro-musculaires, sensori-moteurs, autonomes, visuels, auditifs et psychiques, qui semblaient n'avoir aucun rapport avec le thème fonctionnel des formules standard.

C'est en effet une constatation déjà faite par Schultz, et souvent notée par les thérapeutes utilisant le training autogène que, en plus des sensations habituelles de lourdeur, de chaleur etc., les sujets indiquent fréquemment qu'ils ont remarqué des sensations diverses. Notre expérience personnelle nous a également démontré l'existence de ces phénomènes. Les plus banales de ces sensations sont constituées par des fourmillements ou des phénomènes lumineux élémentaires (points brillants, taches de couleur). D'autres fois on note des sensations de modification de volume des membres ou du corps, l'impression de se déplacer dans l'espace, de flotter, ou de s'enfoncer dans le divan; très souvent, le patient perd le sens de la position de ses membres ou se les représente à une place différente de celle qu'ils occupent en réalité.

Certaines sensations douloureuses nous ont été décrites par nos patients; dans ce dernier cas il nous a été souvent possible de mettre en relation cette sensation douloureuse survenue en un endroit donné du corps avec une affection somatique survenue antérieurement, parfois de nombreuses années avant le traitement; il s'agit même souvent d'affections qui étaient presque oubliées par lui. Par exemple un sujet ressent au moment de l'exercice de la pesanteur une douleur dans les genoux, ce qui lui rappelle une chute qu'il fit quelques années auparavant. Chez d'autres patients c'est une douleur articulaire, une douleur abdominale ou rhinopharyngée qui rappelle au sujet des incidents ayant nécessité la venue du médecin. Chez un sujet, une douleur sous-axillaire survenant brusquement pendant une séance, lui remit en mémoire l'existence d'une discrète atteinte bacillaire qui avait été l'objet, en son temps, d'une crainte anxieuse. En ce qui concerne ce type de réactions, on peut dire qu'on se trouve en présence d'une résurgence de souvenirs vécus au niveau du corps dans une sorte de « mémoire somatique ».

Luthe cite quant à lui des exemples de « douleurs en éclairs le long de la colonne vertébrale, de sensation de coups sur la tête, d'oppression thoracique, d'accès de tachycardie, de peurs soudaines, de sensations de brûlures, d'hallucinations auditives ou visuelles d'apparitions brusques (ombres, points lumineux, scènes animées), d'éréthisme sexuel, de mentisme, d'acathisie, de tiraillements musculaires, de mouvements involontaires, de sensations ébrieuses, de douleurs articulaires, et de différentes parties du corps ». Certains patients se mettaient à pousser des cris pendant les exercices et d'autres se plaignaient de cauchemars, à caractère pénible. Luthe a comparé les phénomènes ainsi observés pendant « l'état autogène » avec les phénomènes paroxystiques observés chez les épileptiques, ou obtenus par stimulation directe du cortex. Luthe s'explique alors ainsi: « cette similitude d'une part, et, d'autre part, la mise en évidence que maints symptômes du training paraissaient être en relation avec l'état du malade, nous a amené à la conclusion suivante: l'état autogène pourrait favoriser les décharges de régions du cerveau qui semblent « avoir besoin » de telles décharges. C'est pourquoi nous avons appelé ces phénomènes survenant au cours du training ' décharges autogènes '. »

Chez cent malades présentant des affections diverses, et d'âges divers, Luthe étudie la fréquence de survenue de 53 sortes différentes de décharges autogènes. En étudiant le caractère variable de ces décharges il pense qu'il s'agit de décharges de diverses régions corticales et sous-corticales. L'auteur rapporte en effet toutes les sensations ressenties pendant le training autogène aux expériences de stimulation directe du cortex. C'est ainsi qu'il relève des phénomènes sensori-moteurs évoquant l'existence de décharges impliquant probablement la bande sensori-motrice rolandique et (ou) l'aire sensorielle secondaire (zone suprasylvienne). « La sensation la plus communément rencontrée était celle d'un picotement (épingle, aiguille) notée dans 76 % des cas ». De même sont incriminés l'aire sensorielle somatique secondaire, les noyaux moteurs du mésencéphale etc. L'auteur note encore, que, outre ces hallucinations visuelles élémentaires, des phénomènes visuels nécessitant un niveau d'intégration plus élevé ont été observés: il s'agit de la vision de scènes immobiles ou de scènes animées. Luthe fait le rapprochement avec les « hallucinations psychiques » selon la terminologie de Penfield et Jasper impliquant les régions temporales ou temporo-pariétales. Nous reviendrons en détail ultérieurement sur cette conception psychophysiologique, ou plutôt neurophysiologique à partir de laquelle l'auteur est amené à émettre une série d'hypothèses.

La libération de ces diverses sortes de décharges spontanées est pour Luthe l'indice qu'il existerait une tendance naturelle, un « mécanisme auto-régulateur de sécurité », qui permettrait au cerveau de libérer des impulsions nerveuses depuis les régions où il semblerait exister une surcharge, ou bien qui pour des raisons inconnues, nécessiteraient une décharge ». Il s'agit donc d'un mécanisme du type « soupape de sûreté »; cette conception a donné l'idée à Luthe d'utiliser ces mécanismes dans un but thérapeutique. Dans cette perspective, il ne termine pas les exercices du training autogène de la façon habituelle: les exercices standard des cycles inférieurs sont prolongés en durée « de façon à donner au cerveau la possibilité de se décharger le plus possible ». Pour cela il demande au patient de se mettre dans un état « d'acceptation passive » ceci impliquant, dit-il, « un *minimum* d'aide et de direction de la part du thérapeute ». Cette attitude passive s'oppose à ce qui se passe au cours du cycle supérieur du training, mais aussi aux thérapeutiques de rêve éveillé par exemple ou de la méthode de Kretschmer (méthode standard à deux voies). Les décharges autogènes ainsi utilisées sont considérées par Luthe comme des processus d'abréaction qu'il baptise par conséquent « abréactions autogènes ».

Dans une communication faite au IVe Congrès mondial de Psychiatrie, Luthe (14) indique que par ce mécanisme d'acceptation passive on donne au cerveau « carte blanche » pour élaborer, sélectionner, décharger et neutraliser tout ce que le cerveau souhaite faire.

Citons un exemple de Luthe: Il s'agit d'une névrose traumatique chez un patient ayant eu un accident au cours duquel il n'avait pas eu la perception de la douleur physique, en raison du traumatisme émotionnel. « Chez ce malade cette douleur physique, réapparue sous les traits de la névrose, a été l'objet d'une exacerbation et d'une localisation pendant les abréactions autogènes; les phénomènes douloureux à partir de ce moment, se sont amendés et ont fini par disparaître. »

Luthe note encore « la reviviscence de situations traumatiques vitales, avec des régressions spontanées à l'âge de trois ans. Dans de nombreux autres exemples le cerveau produit les images les plus fantastiques et des situations qui, cependant, ont tendance à devenir plus réalistes à mesure que l'on donne au cerveau la possibilité de se ' décharger ' ».

Il s'agit donc dans cette méthode d'une extension thérapeutique du training autogène conçue par l'auteur dans un esprit neurophysiologique.

Pratiquement, l'auteur procède de la façon suivante: on annonce au patient qu'une nouvelle approche thérapeutique va être ajoutée à ses exercices standard; on lui explique qu'après la période initiale de concentration passive sur les différentes formules standard, pendant laquelle il enregistrait les phénomènes constatés durant l'état autogène après la fin des exercices, il va être invité à assumer une attitude passive de spectateur, et à transcrire directement les phénomènes variés « élaborés par son cerveau » au fur et à mesure qu'ils se produisent. Dans le bureau du médecin, le patient est couché dans sa posture habituelle, cependant que le thérapeute récite pour lui les formules standard; pendant ce temps, le patient commence à décrire les différents phénomènes qu'il remarque. A mesure que le patient relate les phénomènes variés, sensoriels, moteurs, visuels ou autres, « la dynamique dirigée par le cerveau et tendant à la neutralisation, tend à se déployer dans des schèmes de plus en plus systématisés et différenciés. Des schèmes cliniquement variés, mais caractéristiques, peuvent être distingués selon la nature clinique de l'affection présentée par le sujet, les modalités dominantes de ses caractéristiques psychophysiologiques et le thème de la neutralisation sélectionné par le cerveau ». La durée des abréactions autogènes varie entre 15 et 150 minutes, le plus souvent de 35 à 45 minutes. Les abréactions autogènes se terminent de la même façon que les exercices autogènes avec les mouvements de reprise décrits par Schultz. L'ensemble du processus est appelé voyage (trip). Cependant la fin des exercices doit être en correspondance avec « une tendance naturelle de la dynamique cérébrale du processus de neutralisation à s'éteindre ». Une fin d'exercice prématurée ou mal adaptée produit fréquemment des effets désagréables tels que des maux de tête, des malaises ou d'autres troubles. Lorsque le patient est chez lui, il pratique régulièrement le training autogène, décrit, au fur et à mesure qu'elles se produisent, les abréactions autogènes, cependant qu'un magnétophone est branché à côté de lui. Dans un deuxième temps il écoute l'enregistrement sur magnétophone, le transcrit, le relit, et élabore un commentaire à propos de ses abréactions. Il va amener à la séance suivante chez le médecin les notes prises, ainsi que celles qu'il aurait pu prendre d'autre part sur les rêves qu'il aurait faits. Ainsi, après une période d'apprentissage variable, des patients « sélectionnés et d'intelligence suffisante » peuvent être autorisés à faire une ou deux séances d'abréactions autogènes entre les visites au médecin. On insiste encore auprès du patient pour qu'il ne termine son exercice, qu'à un moment où l'expérience vécue est de nature « positive » qu'il s'agisse de scènes agréables, de sons harmonieux, d'une sensation de bien-être, de couleurs franches (par opposition à des couleurs tristes ou inquiétantes comme le mauve, le noir, le brun). Le plus souvent il peut noter tous les phénomènes qui se sont passés grâce à l'enregistrement sur magnétophone. Parfois il dessine ou peint des scènes dont il a été le témoin dans la mesure où il se le rappelle. Ces protocoles sont lus au médecin et discutés avec lui. Celui-ci observe tant vis-à-vis du patient que du matériel qu'il apporte la plus stricte neutralité; cette neutralité n'est pas conçue par Luthe comme une neutralité psychanalytique, c'est-à-dire qu'elle n'est pas destinée à favoriser la projection sur le thérapeute de fantasmes; elle est seulement destinée à permettre au patient de poursuivre pendant les exercices ce processus cathartique, sans être gêné par des interventions inopportunes du thérapeute. Cette catharsis est d'ailleurs conçue sur un mode essentiellement neurophysiologique: il s'agit d'une décharge physiologique en rapport avec des aires cérébrales « surchargées. »

Dans ses derniers travaux (14), Luthe indique qu'il faut distinguer les abréactions autogènes et la verbalisation autogène; l'ensemble de ces deux techniques fait partie de ce qu'il appelle « méthode de neutralisation autogène ». Pendant l'abréaction autogène le rôle du thérapeute est limité à l'aménagement de types variés de résistances antagonistes à cette action du cerveau. L'auteur systématise sept catégories principales de résistances dont chacune demanderait une réaction spécifique de la part du thérapeute. Un aménagement incorrect ou appauvri des résistances du patient produirait des complications plus ou moins sérieuses dans le cours de la thérapeutique.

Par contre la « verbalisation autogène » comporte une approche thérapeutique plus restreinte. Cette verbalisation autogène commence après une période initiale de concentration passive sur les formules standard et consiste en une « verbalisation » visant à la neutralisation des « élaborations cérébrales circonscrites » les plus gênantes comme par exemple des agressions, de l'angoise, des désirs, du matériel de nature obsessionnelle. Techniquement il serait important qu'une telle verbalisation en état autogène soit poursuivie jusqu'à ce que le patient ait l'impression claire que le cerveau est « vide » et qu'il n'y ait rien de plus à ajouter pour le moment. Dans le cas où cette règle n'est pas correctement observée et où la verbalisation est arrêtée trop tôt, le cerveau du patient resterait dans un état « mobilisé », désirant continuer à se décharger verbalement dans un but de neutralisation. Un tel état de semi-neutralisation aurait facilement des conséquences indésirables comme par exemple des maux de tête, de l'anxiété, des précardialgies etc... Cette façon de faire se serait révélée très utile chez certains patients qui avaient besoin d'une technique simple et efficace de neutralisation d'affects spécifiques, et qui, pour des raisons cliniques ou autres, ne pouvaient pas s'engager dans un travail thérapeutique prolongé avec abréactions autogènes. Bien que spontanément la verbalisation autogène puisse se transformer en processus compliqués d'abréactions autogènes, il convient de ne pas le suggérer aux patients qui ne peuvent pas être surveillés par le thérapeute de façon adéquate et qui ne collaborent pas de façon suffisamment nette avec le thérapeute. La verbalisation autogène a également été utilisée chez des patients qui avaient déjà une expérience suffisante des abréactions autogènes, et qui, de façon occasionnelle, avaient besoin d'un soulagement rapide d' « élaborations cérébrales » très gênantes.

Le schéma de la p. 76 permettra de comprendre la systématisation de Luthe; on voit comment les exercices standard peuvent mener aux exercices méditatifs (méditation autogène) du cycle supérieur de Schultz, et comment par deux voies différentes on peut être amené à ce que l'auteur appelle *modification autogène* ou *neutralisation autogène*.

Voici quelques exemples cités par Luthe.

Un patient présentant une névrose traumatique à la suite d'un accident de bicyclette (91ᵉ voyage). Voici

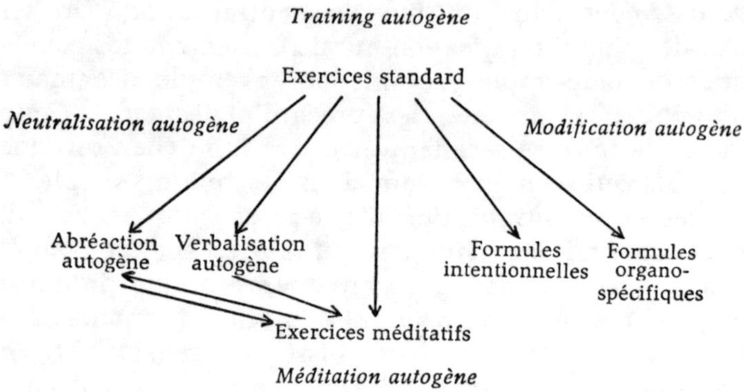

plusieurs « moments » de ce « voyage » qui semblent caractéristiques:

« J'ai mal à la tête et j'avais de telles sensations également tout à l'heure pendant que je chantais. Le gros orteil, je me rappelais, le pied droit. Il y a quelque chose d'autre à droite, peut-être un peu plus bas au niveau de l'avant-bras que la sensation que j'avais d'abord au coude. Et quelque chose d'autre. »...

« J'avais une sensation dans la main gauche qui me paraissait plus proche des sensations « douloureuses » de l'accident de bicyclette qu'aucune autre sensation que j'aie déjà eue: une sensation aiguë... Je me rappelais que le Dr L. me demandait quelle main était davantage blessée? Je crois que j'ai été un peu surpris qu'il m'ait posé cette question. »...

« Je vois quelques couleurs vagues se mouvoir alentour: il s'agit plus ou moins de variations du thème de l'or: les couleurs deviennent plus charnelles vers le centre de la vision... J'imagine la bicyclette plus ou moins en pensant à un cercle... Peut-être que les cercles de tout à l'heure étaient des bicyclettes, des roues de bicyclette. C'étaient des bicyclettes, des roues de bicyclette. »...

« Maintenant je suis par terre. Comment ai-je heurté le sol? le mur, et ensuite tombant en arrière... »

A la fin du voyage: « je crois que c'était un beau jour, une belle journée, un de ces ciels bleus, brillants. Mais je dois me tromper... Il faudrait que j'aille dîner. J'aurais pu me lever avant pour aller dîner. Parce que j'ai dû rater mon dîner. J'ai préféré attendre que ça se décharge. Si je descends maintenant je vais avoir des restes.

Mais j'ai bien travaillé une heure et demie. (Chante). (Dans cette chanson il est question de laisser les larmes tomber librement). Peut-être s'agissait-il de larmes retenues. Je ne sais pas. Bien, c'est comme ça. »

Chez une patiente de 24 ans présentant une réaction psychonévrotique, au début d'un « voyage »:

« Je vois quelqu'un qui apporte un plat d'œufs, J. est à table et je lui mets le plat dans la figure. Je le prends par le collet et lui cogne la tête contre le plancher et je le jette par la fenêtre... Ma mère arrive, je la prends par les cheveux, je la gifle, je lui donne des coups de pieds et je la jette dehors... Mes frères arrivent, je leur rentre une fourche dans le ventre et je les assomme contre le mur, je les griffe dans la figure et leur donne des coups de pied dans le derrière et je les jette dehors... »

La patiente commente ce texte et le met en rapport avec des incidents récents, mais aussi avec des souvenirs anciens concernant ce qui se passait autrefois quand elle était petite à la maison.

Un patient de 25 ans:

« Dans la dernière abréaction j'ai parlé d'une forme que j'ai vue et qui ressemblait à une sorte d'expression schématisée de l'expérience que j'ai vécue depuis quelque temps. Cette expérience pourrait s'appeler — expérience d'avoir à l'intérieur de moi-même mon propre centre d'évaluation... Cette forme est ouverte par en haut vers un absolu. Je pense alors à l'ouverture à Dieu. Les parois de cette forme, qui a l'allure d'une coupe, sont faites de barres métalliques qui sont solides et qui sont assez distancées les unes des autres... Je continue à contempler cette structure. J'éprouve beaucoup de satisfaction à considérer ce point-centre, qui pour moi correspondrait à un centre d'évaluation. Je sens comme une sorte d'accord avec cette forme structurale.

Je vois ensuite une sorte de coupe qui ressemble un peu à la forme structurale que je viens de voir pendant un bon bout de temps. Je reconnais cette coupe ou récipient. Il s'agit d'un pot à fleurs qui était dans un appartement de la maison de mes parents. Il y avait des fleurs semblables à de longues épées dans ce pot à fleurs. Je prends ce pot à fleurs et je le lance par terre ».

A la fin du « voyage »: « je suis heureux d'être moi-même, vis-à-vis de moi-même et vis-à-vis des gens que j'ai à rencontrer. C'est différent de ce que j'ai connu au collège, où j'étais insatisfait d'être moi-même. Cette expérience d'être heureux, d'être moi-même est assez nouvelle. »

3) *ELABORATION D'UNE METHODE UTILISANT DANS UNE PERSPECTIVE PSYCHANALYTIQUE LA PRODUCTION FANTASMATIQUE DES ABREACTIONS AUTOGENES (P. GEISSMANN)*

Cette méthode a été citée par Durand de Bousingen dans son chapitre « indications différentielles de la relaxation » (1962) (5) et a fait l'objet d'une communication au IVe Congrès Mondial de Psychiatrie (14). Voici d'abord quelques exemples d'abréactions telles qu'elles ont été notées par des patients au cours de séances pratiquées chez eux, avec leurs commentaires.

« Je suis remplie de graisse dans le dos, c'est très dégoûtant, je suis imprégnée de graisse, de viande pas cuite, je me déshabille et vais prendre un bain, je me savonne, je suis moi et maman à la fois, mais il n'y a pas d'eau dans le bain ».

Commentaires: ici j'ai un immense sentiment de dégoût, je suis très mal à l'aise avec moi-même, je n'arrive pas à me débarrasser de ces éléments angoissants, je crois qu'il y a aussi un profond sentiment de culpabilité...

« Le visage de maman, je regarde ses yeux, elle disparaît, elle rétrécit, elle se ferme et ça devient une petite boule serrée sur elle-même (pleure) ».

Commentaires: ...cette mère qui s'en va, je ne sens pas l'appui de ma mère, ni sa sécurité, elle me laisse tomber.

« Quelqu'un boit une bouteille avec une tétine, un homme de 40 ou 50 ans, un ouvrier, laid à barbe pas faite... »

Commentaires: cette image me suggère mon enfance; cette angoisse que je ressentais devant certains clients de mon père, ces hommes à peau grise et mal lavés, à barbe longue et qui m'apparaissaient comme des « messieurs méchants », des sadiques. ...Cet homme m'angoisse, il me fait peur, il me rappelle un voisin qui me terrorisait par sa grosse voix et il grondait toujours ses enfants. Quelquefois il était ivre et il me semblait qu'il était terriblement dangereux. Un jour il est mort ».

A la fin d'une séance: « je vois Dieu, le Père, qui déroule un grand papyrus, tout est écrit en lettres gothiques, c'est très joli et il y a des dessins de fleurs, (je regarde), il me prend sur ses genoux et il pose le papyrus et il me berce doucement. Je suis une petite fille et j'appuie ma tête dans sa barbe blanche et je me repose ».

Commentaires: ...c'est un peu comme si c'était mon travail et que papa le regardait et qu'il était content, la fierté d'avoir fait quelque chose et de se sentir appuyé, chose qui m'a toujours manqué et que j'ai toujours souhaité...

Un autre patient:

« Je vois un homme dans un cachot ».

Commentaires: Je ne reconnais pas mon visage, mais je sais que c'est moi, je suis isolé de la société, j'en ai le profond sentiment. C'est d'ailleurs une réalité.

« Je me vois petit, assis sur les genoux d'une employée de mon père, et lui remontant les robes avec mes genoux ».

Commentaires: Je me le rappelle fort bien, je me rappelle que je le faisais intentionnellement.

Signalons que de telles manifestations ont également été observées, et décrites, par Sapir, Philibert, Mme Gueulette et Prevost (8, p. 168).

En étudiant les exemples ci-dessus on ne peut manquer d'être frappé par le caractère singulier du contenu de ces abréactions autogènes. Ce contenu est très voisin de productions fantasmatiques conscientes telles qu'on peut les observer à certains moments privilégiés de cures psychanalytiques freudiennes classiques ou de productions fantasmatiques inconscientes telles qu'on peut les observer dans les rêves et sous hypnose. Il semble que devant ces processus psychologiques originaux, que sont les abréactions autogènes, on se trouve en présence des états de conscience décrits par les spécialistes des méthodes cathartiques et notamment par Freud au début de la recherche qui devait le mener à la découverte de la psychanalyse. Il est intéressant ici de se rappeler ce que disait Freud à cet égard (36) « ...les buts que l'on cherchait alors à atteindre à l'aide de l'hypnose étaient le rappel du souvenir et l'abréaction. Par la suite après avoir renoncé à l'hypnose, on s'appliqua principalement à deviner, d'après les associations libres du patient, ce dont il n'arrivait pas à se souvenir. Grâce au travail d'interprétation et à ces résultats communiqués aux malades, les résistances devaient être évitées. La recherche des faits ayant provoqué la névrose, ainsi que celle des situations dissimulées par le facteur de la maladie, furent poursuivies, alors que l'abréaction se trouva délaissée. Elle parut être remplacée par l'effort qu'impose à l'analysé l'obligation de s'abstenir de toute critique à l'égard de ses associations, en obéissant à la loi fondamentale. Finalement la technique logique actuelle prévalut, technique selon laquelle, on renonce à déterminer un facteur ou un problème particulier, et où l'on se contente d'étudier l'actuelle surface psychique du patient, et d'appliquer son art d'interpréter principalement à reconnaître les résistances qui surgissent et à les faire connaître au malade. »

A la fin du même article Freud indique que l'élaboration des résistances est... « de toutes les parties du travail analytique celle qui exerce sur les patients la plus grande influence modificatrice, celle aussi qui différencie le traitement analytique de tous les genres de traitements par suggestion. On peut le comparer au point de vue théorique, à l'« abréaction » des charges affectives séquestrées par le refoulement et sans lequel le traitement hypnotique demeurait inopérant.

La catégorie de fantasmes décrite plus haut semble avoir été parfaitement perçue par Freud à l'époque où il se servait de thérapeutiques hypnotiques. Rappelons le cas de la patiente atteinte de douleurs abdominales, que Freud interroge « sur ce qu'elle pensait ou voyait, dans un état de concentration et sous la pression de ma main » (37). « Elle choisit les images et entreprit de me raconter ses visions. Elle voyait comme une sorte de soleil avec ses rayons, ce que je pris pour un phosphène provoqué par cette pression sur les globes oculaires. Je m'attendais à l'émission de paroles utilisables, mais elle poursuivit, déclarant voir des étoiles, brillant d'une étrange lumière bleuâtre semblable à celle de la lune et ainsi de suite... Une des visions qu'elle décrivait retint mon attention. Une grande croix noire qu'elle voyait penchée, et bordée de ces mêmes lueurs lunaires qui avaient éclairé toutes les images qu'elle venait de voir. Sur les poutres croisées, une petite flamme vacillait... Une foule d'images se présentait dans la même clarté. Des signes bizarres, rappelant à peu près des caractères sanscrits, des figures géométriques par exemple des triangles et parmi eux un plus grand. Puis à nouveau la croix... » Freud pense à une signification allégorique, au fardeau moral, à la croix. La patiente commente en effet les visions qu'elle vient de voir dans la perspective d'une série de conflits.

Au moment où Freud explique (37) de quelle façon il cessa d'utiliser les méthodes hypnotiques, il explique qu'il commence à inviter les malades à s'allonger, à fermer volontairement les yeux et à se « concentrer », « ce qui présentait au moins une certaine ressemblance avec l'hypnose. Je constatais ainsi que sans la moindre hypnose, de nouveaux souvenirs s'étendant plus loin dans le passé qui avaient probablement quelques connexions avec le sujet dont nous parlions, faisaient leur apparition. C'est d'ailleurs cette expérience qui fit naître la notion de la résistance. »

Breuer explique la genèse de l'hystérie par des états « hypnoïdes ». Ces états hypnoïdes sont possibles en dehors de l'hystérie: « contrairement aux rêveries chargées d'affects ou à l'état de lassitude qui accompagnent les émotions diffuses, ni les « absences » provoquées par un travail absorbant, ni les états crépusculaires non émotionnels ne sont pathogènes » (37). « Comment ne pas trouver de ressemblance entre ces cas et les conditions d'une hypnose? Le sujet hypnotisé ne doit pas non plus réellement s'endormir, c'est-à-dire que son excitation intra-cérébrale ne doit pas tomber au niveau du sommeil; il faut cependant que le cours de ses représentations soit entravé et, alors, la totalité de l'excitation se trouve mise à la disposition de la représentation suggérée. C'est sans doute de cette façon, que se réalise chez certains sujets l'auto-hypnose, du fait que l'émotion pénètre dans la rêverie habituelle... Le sujet aura dès lors trois états mentaux au lieu des deux normaux, état de veille, de sommeil et en plus, état hypnoïde, semblable à ce que nous observons dans la fréquente répétition des hypnoses profondes artificiellement provoquées ». En somme l'hystérique réaliserait spontanément un état particulier dénommé hypnoïde, dont on peut se demander s'il ne serait pas en rapport avec l'état autogène. On peut se demander, *a contrario,* si le fait de remettre le sujet dans cet état de conscience particulier ne nous fait pas retrouver la dimension dans laquelle s'est passée la genèse de son trouble.

Il semble bien, quel que soit par ailleurs le mécanisme neurophysiologique de la production de ces abréactions autogènes, que ces phénomènes représentent une certaine voie d'accès à l'inconscient, à une certaine production fantasmatique, qui paraît possible à la faveur de la création d'un état particulier, l'état autogène.

Rappelons que les phénomènes cathartiques observés à l'occasion de l'état autogène comportent toute une gamme de productions allant depuis des sensations élémentaires jusqu'à de longues scènes visuelles ou très élaborées; les souvenirs retrouvés lors de ces abréactions sont souvent en rapport avec des événements vécus dans le corps même du sujet dans ce que l'on peut appeler une sorte de « mémoire somatique ».

Il paraît donc possible, non pas de revenir en arrière

et de redécouvrir la méthode cathartique de Breuer, dans le cas particulier du training autogène, mais d'essayer de traiter la production issue de ces abréactions en tenant compte des enseignements de la théorie et de la pratique psychanalytique, à la façon dont on opère dans les « psychothérapies d'inspiration psychanalytique ».

On sait que l'utilisation de productions fantasmatiques en psychothérapie a été proposée par Desoille dans sa méthode du rêve éveillé (31). Cette technique a été suggérée à l'auteur par le travail d'un occultiste, Caslant, qui faisait allonger des sujets et leur faisait raconter un voyage imaginaire. Desoille insiste sur la détente physique initiale, nécessaire à la production des rêveries. D'ailleurs la pratique des exercices du premier cycle du training autogène lui paraît recommandable. L'état de conscience du sujet, pendant le rêve éveillé, peut être comparé à l'état autogène. En effet, dit Desoille, l'état du sujet « est exactement celui de la période de pré-endormissement au cours de laquelle le jugement n'est pas encore complètement obnubilé, mais où la dissociation de l'imagination et de l'esprit critique est telle que, celui-ci ne contrôlant pratiquement plus celle-là, elle peut jouer librement ». De même il faut lutter chez certains sujets contre « une disposition fâcheuse à tomber dans un état hypnoïde avec perte de mémoire lors du retour à l'état normal ». Les différences avec la technique que nous préconisons sont les suivantes:

1°) Dans le rêve éveillé dirigé, les séances se passent exclusivement avec le médecin. Il n'y a aucune prise en charge thérapeutique par le patient lui-même.

2°) Dans le rêve éveillé dirigé, le médecin suggère telle ou telle rêverie au patient. Le plus souvent, même quand le point de départ des rêveries est spontané, le thérapeute intervient pour guider une promenade ou un voyage et suggérer des ascensions et des descentes.

La technique du rêve éveillé dirigé est donc beaucoup plus directive, alors que l'utilisation psychothérapique des fantasmes élaborés pendant l'état autogène, outre le fait qu'elle favorise l'abréaction et la neutralisation autogènes, permet aux phénomènes inconscients de se dérouler normalement et spontanément, aux résistances de se produire et de pouvoir ainsi être analysées, de la même façon qu'on laisse spontanément se produire la verbalisation en psychanalyse classique.

Par contre, la deuxième partie du « travail » que fait le patient est analogue dans la méthode décrite ici et dans le rêve éveillé. J. Favez-Boutonier (34) indique que « le commentaire interprétatif du rêve (éveillé) se fait dans un entretien face à face avec le thérapeute, et comporte un examen attentif des diverses phases du rêve. Cette partie du travail fait appel à la réflexion du patient, tandis que la première sollicitait plutôt son imagination non contrôlée. L'entretien contribue donc à intégrer au niveau de la pensée rationnelle et socialisée, tout ce que le patient a pu mettre autour de son rêve d'images insolites et d'émois profonds ».

Une technique analogue à celle du rêve éveillé est utilisée par Rechenberger (6), sous le nom de drame symbolique ou de visions catathymiques expérimentales. Il s'agit ici également d'un travail imaginaire pratiqué pendant le training autogène de Schultz, mais où, comme dans le rêve éveillé, le médecin suggère les images aux patients.

Il faut aussi signaler, comme psychothérapie cathartique d'inspiration psychanalytique, la narco-analyse; mais dans ce cas, non seulement il y a une très forte directivité de la part du médecin, mais la narco-analyse présente tous les défauts de l'hypnose tels qu'ils ont été critiqués par Freud, à savoir notamment qu'en général au réveil le sujet ne reconnaît pas ce qui a été dit pendant la séance et qu'il ne peut ainsi l'assumer profondément.

J. C. Benoit (6, 19, 20) se place dans une perspective différente qui est celle de P. Janet recherchant des réminiscences au cours de transes hypnotiques induites. Benoit indique que « la méthode de Schultz favorise la recherche réfléchie d'une détente physique, et un apprentissage des fonctions de calme affectif qui vont permettre l'issue des éléments traumatiques devant une conscience non obnubilée. Les réminiscences découvertes peuvent être conservées, le thérapeute peut encourager le sujet à un effort d'auto-analyse ».

Citons encore Frank (cité par Karl Jaspers) (48) qui utilise une méthode cathartique en traitant les malades dans un demi-sommeil hypnotique: « Il réveille chez eux les impressions oubliées et en favorise l'élimination ».

En ce qui concerne la méthode préconisée par P. Geissmann, voici dans quelles conditions techniques elle se déroule: le patient est invité, lors de certaines séances de relaxation (lorsque le « climat » est favorable, que le temps n'est pas limité et qu'il en ressent le besoin) à prolonger ces séances, à se mettre dans un état « d'acceptation passive » et de laisser venir à lui les pensées, les images ou les sensations qui pourraient survenir, sans exercer aucune censure. Dans la mesure du possible, on recommande au patient de les verbaliser devant un magnétophone; quand cela n'est pas possible on lui demande de transcrire après la séance ce qui s'est passé, par écrit. Dans ce dernier cas, on obtient un matériel qui ressemble à celui du rêve raconté pendant la séance de psychanalyse: en effet, le patient ne rêve pas pendant sa séance, il rapporte un rêve qui s'est passé auparavant.

L'usage du magnétophone, également conseillé en psychothérapie par R. Cahen (23), permet, lorsque cela est possible, d'avoir accès à un matériel plus riche, plus abondant, et dont l'étude peut permettre d'intéressants développements psychopathologiques.

Cependant, l'effet thérapeutique n'est pas attendu de la remémoration des souvenirs; il convient de ne pas oublier l'enseignement de Freud lorsqu'il nous dit (36) « l'oubli d'impressions, de scènes, d'événements vécus, se réduit généralement à une « dissociation » de ceux-ci. Lorsque le patient vient à parler de tous ces faits oubliés, il omet rarement d'ajouter: « à vrai dire je n'ai jamais cessé de savoir tout cela, mais je n'y pensais pas »... La quantité de matériaux « oubliés » se trouve encore réduite lorsque nous apprécions à leur juste valeur les « souvenirs-écrans » dont la présence est si générale... »

Néanmoins, la remémoration de souvenirs au cours des abréactions autogènes lorsqu'elle est suivie de commentaires sous forme d'associations libres d'idées par écrit, ou verbalement, permet au patient de progresser plus rapidement.

Les relations du patient par rapport au thérapeute dans cette technique sont les suivantes: D'une part certaines séances se passent en présence du thérapeute, qui à ce moment-là adopte la situation du psychanalyste psychanalysant, avec la différence que le patient pratique les exercices standard du training autogène, puis se met dans un état d'acceptation passive. Dans ce cas-là, on adopte partiellement une des toutes premières techniques de Freud, abandonnée par la suite. D'autre part le patient répète ses séances chez lui; on lui recommande de faire ces exercices trois à cinq fois par semaine. Une fois par semaine environ se place une consultation au cours de laquelle le patient apporte le matériel au psychothérapeute. Le psychothérapeute reçoit ce matériel de façon « neutre et bienveillante ». L'expérience acquise jusqu'à présent au cours de l'élaboration de cette technique montre qu'il a peu à intervenir; il le fait par des interventions qui sont fort semblables à celles qui se passent dans une psychanalyse. Il se crée par conséquent au cours de cette thérapeutique une relation transférentielle. Cette relation ne s'appuie pas, ou rarement, sur la présence effective du thérapeute derrière l'analysé. Mais le thérapeute est présent dans la pensée du sujet, c'est pour lui qu'il fait ses séances, c'est pour lui qu'il les rédige et les commente.

Les premiers avantages que l'on peut trouver à cette façon de faire sont un gain appréciable de temps pour le thérapeute et, partant, pour le patient; et d'autre part le travail d'analyse semble aller plus rapidement que dans une psychanalyse classique; on obtient des situations tant au point de vue de l'analyse des résistances que de la relation transférentielle en quelques mois, qui ne se réalisent habituellement qu'en une ou deux années dans une psychanalyse.

Il existe incontestablement des difficultés à utiliser cette forme de psychothérapie.

On pourrait penser que l'extériorisation des fantasmes sous forme d'abréactions, faite à domicile par le patient, pourrait provoquer des phénomènes d'angoisse difficiles à maîtriser. Cependant, les considérations psychophysiologiques de Luthe nous invitent au contraire à penser à un « mécanisme de décharge ». D'autre part, le patient dispose d'une technique réglée, et on l'invite à arrêter les séances à un moment où apparaissent des images neutres ou agréables. Par ailleurs, contrairement à ce qui se passe dans un état de transe hypnotique, l'état autogène implique une activité de contrôle conscient.

Une difficulté différente réside dans la manipulation d'une relation transférentielle qui est vécue par le sujet en dehors de la présence du thérapeute. Ici, il faut bien dire que le champ psychanalytique lui-même n'est pas réduit aux dimensions spatio-temporelles du divan, du fauteuil, et de l'horaire de la séance.

Anzieu (15) indique très nettement qu'une psychanalyse « ne se trouve pas limitée à la durée des séances. Elle suscite chez le patient à certains moments une surabondance d'intérêt, une intensification du travail intérieur, un accaparement de la réflexion, qui rejaillissent tout naturellement en auto-analyse. Il arrive à tout patient de continuer à réfléchir sur une séance qui a remué en lui des problèmes insoupçonnés. Certains passent parfois une heure ou deux sur un rêve qui n'a guère été élucidé pendant la séance, et qui les intrigue, les préoccupe, leur propose un défi. Un de nos analysés a eu l'intuition centrale de sa psychanalyse... non au cours d'une séance, mais dans l'autobus qui le menait à l'une d'elles. Les associations spontanées commencent d'ailleurs souvent avant le début de la séance, dès que le sujet y pense ou se prépare pour s'y rendre. Un tel usage de l'auto-analyse est fructueux pour le progrès même de la psychanalyse. »

En résumé, cette méthode psychothérapique comporte l'utilisation du matériel fantasmatique élaboré par des patients lors d'abréactions autogènes dans une perspective psychanalytique, mais avec des techniques originales, différentes très sensiblement non seulement de la psychanalyse, mais encore de l'hypnose ou du rêve éveillé.

Précisons que pour cette méthode une formation psychanalytique semble indispensable pour le thérapeute.

Voyons à présent une série de méthodes utilisant les techniques du training autogène mais qui s'en distinguent par une série de particularités spécifiques.

B) HYPNOSE ACTIVE GRADUEE

Cette méthode fut préconisée par Kretschmer dès 1946 et a été exposée par le Dr D. Langen dans une série d'articles (8) et dans un ouvrage datant de 1961 (52). Cette technique se veut une combinaison de l'hypnose et du training autogène; comme Schultz, l'auteur invoque Oscar Vogt (1893) et le travail de Vogt & Brodmann (1898) qui décrivaient une technique d'hypnose fractionnée; cette technique restait cependant une hétérohypnose. Kretschmer sur les bases de son expérience du training autogène et de ses recherches sur la typologie et le tonus musculaire, étudia le processus de ce qu'il a appelé « régulation inductive du tonus », puis développa sa théorie sur l'hypnose active graduée.

Les auteurs se veulent plus proches par leurs « exercices en profondeur » gradués, du yoga classique et d'autres formes de méthodes concentratives asiatiques. Les auteurs pensent que cette méthode permet d'arriver plus rapidement que par le training autogène classique à un état hypnoïde; ceci « s'adapterait mieux au style actuel de l'exercice de la psychothérapie ». L'hypnose active graduée leur paraît présenter la forme la plus conséquente d'auto-hypnose.

Pratiquement l'hypnose active graduée est toujours couplée à un travail « analytique » au cours duquel se pratique une élaboration détaillée des conflits actuels avec leurs mécanismes réactionnels en rapport avec le caractère, ainsi qu'une « analyse de caractère » et une conclusion directive psychagogique. La combinaison de ces deux méthodes de travail constitue la méthode standard à deux voies de Kretschmer.

L'apprentissage de l'hypnose active graduée se divise en quatre étapes:

1°) L'apprentissage des exercices de base psychothérapiques. Ces exercices de base sont très exactement ceux du training autogène de Schultz. Ils sont considérés comme acquis lorsque le patient est capable de ressentir le calme, la pesanteur et la chaleur en moins d'une minute. Si le patient ressent des difficultés à maîtriser les exercices de pesanteur et de chaleur, on peut ajouter un exercice de respiration. Cependant cet exercice de respiration est présenté un peu différemment: on lui demande de pratiquer une inspiration active, un peu forcée et, après une petite pause, une expiration passive tant soit peu prolongée, parfois même « retenue ». La formule verbale utilisée est la même que celle du training autogène. En cas de difficultés, une autre manœuvre technique peut consister à agir sur l'appareil optique. On peut demander au malade de se laisser aller à regarder les images qui se présentent devant ses yeux, et de s'entraîner ainsi à la « pensée en images filmées » (Bildstreifendenken).

Les patients peuvent ainsi, en moyenne, être entraînés en trois semaines. Chez les hystériques et chez certaines personnalités particulièrement suggestibles, l'apprentissage se fait plus rapidement; il en est de même chez les éthyliques mais aussi chez des personnes ayant subi un bon entraînement sportif. Chez d'autres patients on peut par contre se heurter à des résistances. Celles-ci pourraient être vaincues, et le temps d'apprentissage réduit, en combinant les exercices avec une psychothérapie clinique voire un traitement mineur à l'insuline, une cure de sommeil ou une cure neuroleptique. On peut aider le sujet en attirant son attention sur les modifications spontanées de son tonus musculaire dans le sens d'une détente et surtout sur les sensations de chaleur ressenties au moment de la période de somnolence et d'assoupissement de la cure mineure à l'insuline. Chez les personnalités obsessionnelles, il est particulièrement difficile d'obtenir un résultat. S'il s'agit de névrosés obsessionnels chez qui une hypnothérapie « à l'ancienne mode » n'est pas possible, l'hypnose active graduée serait tout particulièrement indiquée. Les moyens auxiliaires pour obtenir un résultat sont les suivants — dans les cas moyens une cure neuroleptique et dans les cas plus graves une cure de sommeil; c'est au moment où la conscience du sujet descend au-dessous du niveau de vigilance habituel que les exercices de base sont enseignés pas à pas. Il est vrai que dans ce cas la nécessité se fait sentir d'une insistance suggestive plus forte que dans les cas précédents, ce qui ramène la méthode à l'hypnose fractionnée de Vogt & Brodmann. Mais une fois que le patient arrive à pratiquer les exercices on arrête la cure de sommeil et on amène le sujet à pratiquer l'auto-hypnose.

Lorsqu'il n'y a pas de complications dans cette première partie de l'apprentissage, le patient travaille une fois par jour avec le médecin. Comme dans la méthode de Schultz le but est d'atteindre la déconnexion organismique.

2°) Apprentissage de l'exercice de fixation ayant pour but d'obtenir un état hypnoïde, puis un approfondissement de l'hypnose.

C'est à ce niveau que la méthode diffère du training autogène: on demande au patient, comme dans l'hypnose classique, de fixer l'extrémité du doigt du médecin à environ 20 cm de distance, un peu au-dessus de la ligne d'horizon. Cette fixation forcée entraîne très rapidement (quelques secondes à une minute), une fatigue de la musculature oculaire entraînant une vision brouillée ou une diplopie. Peu à peu les paupières se ferment. Cette fermeture des paupières peut être annoncée au sujet pour renforcer la suggestion, mais se fait très bien également sans ce soutien verbal et ceci de plus en plus rapidement à mesure que l'on avance dans les exercices.

Il est inutile de vérifier objectivement cet état d'hypnose. Il suffit de s'enquérir auprès des patients, une fois qu'ils seront réveillés, sur leur vécu pendant la séance. On obtient ainsi « spontanément des renseignements sur le sentiment de perte de la durée, des sensations corporelles, sur le passage dans le sommeil ou sur l'obscurcissement des souvenirs. » Il est essentiel que les renseignements soient spontanés, sans aucune induction préalable de la part du médecin. La durée de ces séances est progressivement prolongée jusqu'à une heure ou plus. L'état d'hypnose est suspendu sur incitation verbale du médecin, mais sur un rythme plus lent que la reprise en trois temps du training autogène. Par cette régulation du tonus de la musculature volontaire, on influence le système végétatif et l'ensemble réalise une action sur l'affectivité. C'est la « régulation inductive du tonus » qui possède déjà par elle-même une action thérapeutique. Cependant, la spécificité thérapeutique de l'hypnose active graduée est liée étroitement à la partie analytique de la méthode standard à deux voies de Kretschmer qui va être véritablement développée dans les deux exercices suivants.

3°) Applications thérapeutiques de l'hypnose active graduée avec utilisation de formules intentionnelles « aphoristiques ».

Les deux phases précédentes en effet ne visent que l'apprentissage de la déconnexion. Langen esquisse ainsi brièvement le cours de cette partie analytique: tout d'abord pour favoriser une mise en route immédiate de l'analyse active, on procède au cours de la première rencontre médecin-patient à une exploration de la personnalité sous une forme non directive. Puis on essaye d'élucider le diagnostic du conflit actuel, du mode de réaction correspondant au caractère et à l'affectivité du sujet, de son insertion dans sa biographie. On évalue encore le rôle du facteur constitutionnel. On met alors en œuvre une « analyse dirigée » au cours de laquelle on donne au patient un aperçu de la psychogenèse de son conflit. A ce moment le patient doit apprendre à connaître la structure de son conflit actuel; cette phase serait particulièrement difficile pour le thérapeute, le patient exprimant là le maximum de résistances. Dans la phase suivante de cette analyse dirigée « centrée sur le conflit » (conflict-centered-therapie) le médecin analyse avec le patient les moyens de sortir de cette situation conflictuelle. La « conduite analytique » du médecin réside en ceci qu'il s'identifie totalement (mais passagèrement) avec chaque solution proposée.

Peu à peu le médecin fait passer l'accent davantage sur une analyse du caractère que sur une analyse du vécu, dans le but d'obtenir un meilleur développement des dispositions « positives » jusque-là négligées. L'auteur recommande de ne pas terminer brusquement la cure et d'espacer progressivement les intervalles entre les séances de façon à liquider sans heurts la relation transférentielle.

Dès le début de ce type de thérapeutique, l'auteur insiste sur le fait d'accorder toute l'attention désirable aux facteurs émotionnels: « on essayera de contrôler la dynamique affective de façon à aborder la couche hyponoïque-hypoboulique dans des limites de temps et de tolérance admissibles. »

C'est à ce moment que l'on utilise les résultats de l'analyse, notamment de l'analyse du caractère, pour l'élaboration de ce que Langen appelle des formules aphoristiques (wandspruchartige Leitsätze). Il s'agit de directives en forme de maximes qui doivent se présenter au patient comme une sorte d'affiche. Ces formules intentionnelles ne montrent pas de différences nettes avec celles proposées par Schultz et par Luthe. L'auteur indique certaines lois auxquelles obéit l'élaboration de ces formules: tout d'abord elles sont en étroite relation avec ce que la partie analytique de la thérapeutique dévoile de la personnalité du patient. Ensuite ces formules devront toujours comporter un sens positif. On ne saurait imaginer des négations; une représentation imaginaire de « rien » est impossible, on ne peut que philosopher à son sujet[1]. C'est ainsi qu'un terme comme « impartialité » devient vite synonyme de « parti pris » et qu'un terme comme « absence de préoccupations » est en général vécu comme « préoccupation ». Il convient d'employer des substantifs plutôt que des verbes. Dans la formulation de ces maximes directrices le rythme est beaucoup plus important que la grammaire et la logique formelle. La stéréotypie ainsi créée doit induire une certaine monotonie. Certains concepts, comme courage, confiance, sécurité etc. sont souvent utilisés car ce sont là des qualités qui manquent la plupart du temps au patient. Il faut mettre l'essentiel en évidence, et on utilise systématiquement des répétitions. Dans une formule comme « je ne suis pas lâche et méfiant » on supprimera le « Je » et le « suis » et on fera en sorte de supprimer la négation. La formule deviendra ainsi « courageux et confiant », ou mieux « courage et confiance ». Voici quelques exemples de formules: « courageux et confiant, l'alcool m'est indifférent » ;

— « courageux et confiant, mon mal m'est indifférent » ;

[1] Freud a indiqué cette particularité du système inconscient à plusieurs reprises. A propos de l'élaboration du rêve (introduction à la psychanalyse) (38) il indique très clairement qu'on ne trouve pas dans le rêve de représentation, univoque tout au moins, du « non » (page 163). Freud décrit à ce propos des analogies linguistiques en soulignant par exemple le sens ambivalant des mots latins *Altus* (haut, ou profond) et *Sacer* (sacré, ou damné). Dans les « nouvelles conférences sur la psychanalyse », à propos des diverses instances de la personnalité psychique, Freud indique encore: « les processus qui se déroulent dans le CA n'obéissent pas aux lois logiques de la pensée; pour eux le principe de la contradiction est nul... dans le CA, rien qui puisse être comparé à la négation »...

— « l'indifférence crée la distance ».

4°) Poursuite des exercices de détente par le patient lui-même et exercice de plus en plus espacé de l'hypnose.

Il s'agit du dernier stade de la méthode qui conduit à la fin du traitement.

D'après Langen, alors que Kretschmer et son collaborateur Koch ont jusqu'à présent considéré les exercices « autogènes » et l'hypnose active graduée comme des moments séparés, cet auteur pense que l'on peut faire fusionner ces deux méthodes et obtenir des états d'auto-hypnose et des exercices de relaxation conjointement. Cette façon de faire serait particulièrement bénéfique chez les obsédés. L'un des avantages de ce procédé est de pouvoir obtenir des états de détente plus profonds tout en pouvant les terminer à la demande. Un autre avantage serait d'approfondir l'efficacité de l'exercice de détente sans en diminuer le caractère d'entraînement, et d'élargir les indications à des sujets pour qui une psychanalyse serait impossible et chez qui une hypnose classique aurait été impraticable. Comme les autres auteurs, Langen insiste sur le fait qu'on ne peut utiliser ces méthodes auto-hypnotiques que chez des patients bien déterminés et sous un contrôle médical constant.

Il faut signaler que Schultz (69) indique au sujet de cette méthode: « à très juste titre il (Kretschmer) souligne, d'accord en cela avec tous les travaux effectués ces dernières années sur l'hypnose scientifique, en particulier avec ceux d'Oscar Vogt, que notre science médico-physiologique actuelle permet de ranger le training autogène, de même que l'hypnothérapie médico-scientifique, parmi nos expériences biologiques, d'où il découle particulièrement, et ce conformément à notre point de vue, que l'acquisition par l'entraînement de nouvelles attitudes globales psychologiques comme le signifie le nom de training autogène, est d'une importance essentielle. De même la signification de l'emploi spécial du mouvement des yeux pour la représentation nécessaire d'un plus grand approfondissement comme il est recommandé au degré supérieur du training autogène, s'est montré utile dans la méthode de Kretschmer; c'est un élément transitionnel fondamental dans l'hypnose active fractionnée... On ne peut éprouver que beaucoup de satisfaction en voyant combien les réalisations du training autogène ont subi une nouvelle animation et une nouvelle impulsion sous l'instigation d'une personne qui fait, et combien, autorité ».

Stokvis insiste sur l'avantage du gain de temps appréciable que comporte ce type de thérapeutique. En ce qui concerne les différences entre cette méthode et le training autogène, le Dr Langen y consacre un article (51) dans lequel il souligne les points suivants:

1°) Les exercices de concentration sur les viscères sont absents de la méthode de Kretschmer, et cependant l'expérimentation physiologique montre également, comme dans le training autogène, une bradycardie, une modification du rythme respiratoire et un réchauffement abdominal. En somme, ces manifestations viscérales se produiraient spontanément sans l'aide des troisième, quatrième et cinquième formules du training autogène.

2°) L'exercice de fixation oculaire est différent en

ceci que dans la méthode d'hypnose active graduée il s'agit davantage d'une hétéro-hypnose où c'est le médecin lui-même qui fixe les consignes, au lieu que ce soit le patient qui fasse les exercices.

3°) Les formulations intentionnelles seraient différentes dans les deux méthodes; l'hypnose active graduée irait davantage dans la direction des expériences méditatives.

4°) Le travail analytique est bien entendu tout à fait différent, d'autant plus que c'est ce travail analytique qui permet la formulation des résolutions.

5°) Dans le cas de troubles psychosomatiques concernant les appareils respiratoire et cardio-vasculaire, les formulations standard du training autogène peuvent conduire à des résultats paradoxaux, ce qui amène Schultz lui-même, dans ces cas, à modifier les formules, ce qui n'a pas besoin d'être fait dans l'hypnose active graduée.

L'auteur conclut que les différences sont bien minimes au regard des ressemblances entre les deux méthodes et il revient à une question de personnalité du thérapeute de choisir l'une ou l'autre. Dans les deux cas, il s'agit d'amener le patient à des exercices qu'il pratique lui-même, « autogènes », et à des exercices de concentration intérieure.

C) METHODE DE DECONDITIONNEMENT UTILISANT LA TECHNIQUE DU TRAINING AUTOGENE (J. ROGNANT)

Dans la description de sa méthode, élaborée dans le service du Pr Bergouignan à Bordeaux (64), l'auteur indique comme point de départ de sa réflexion la théorie réflexologique des névroses, telle qu'elle a été reprise récemment par des auteurs comme Wolpe et Eysenck. Wolpe a ainsi décrit une méthode de « désensibilisation systématique basée sur la relaxation. Cette méthode « utilise les effets neuro-végétatifs antagonistes de l'anxiété, obtenus chez le malade par la technique de relaxation différentielle de Jacobson »; la situation de relaxation est utilisée par Wolpe pour installer une réponse antagoniste à l'anxiété en présence des stimuli qui en sont responsables, de façon à affaiblir les liens qui unissent stimuli et anxiété. Cette méthode de Wolpe entre dans un cadre plus général de méthodes psychothérapiques nouvelles fondées sur le principe de l'inhibition réciproque. Comme le dit Wolpe:

« Si en présence des stimuli responsables de l'anxiété, on installe une réponse antagoniste de celle-ci, capable de la supprimer totalement ou partiellement, les liens qui unissent stimuli et anxiété doivent s'affaiblir ».

J. Rognant utilise ainsi de la même façon le training autogène de Schultz comme « moyen de désensibilisation dans des cas de névroses mono-symptomatiques ». La technique de déconditionnement utilisée par l'auteur est centrée sur une interprétation des faits selon laquelle la conduite pathologique d'un exhibitionniste par exemple « s'inscrit dans un vaste système d'habitudes et de réponses conditionnées. Tout se passe, comme si, du fait de sa répétition et du fait des circonstances qui ont présidé à son apparition, l'exhibitionnisme était absolument lié à l'existence d'un certain nombre de stimuli inducteurs. Toute la technique de déconditionnement est centrée sur cette interprétation des faits ».

Cette technique de déconditionnement consiste à inhiber la réponse inadaptée « en lui substituant progressivement une réponse antagoniste capable de la détruire ». Cette réponse antagoniste serait réalisée ici par la relaxation: « elle présente en effet des caractères diamétralement opposés à ceux de la tension anxieuse qui accompagne la pulsion exhibitionniste. On profitera donc de l'état très particulier réalisé par la relaxation pour amener progressivement le sujet à évoquer des stimuli générateurs de son angoisse sans jamais permettre à celle-ci d'envahir le champ de sa conscience. Il importe pour cela de respecter scrupuleusement les degrés successifs d'une échelle de stimuli d'intensité anxiogène croissante. Cette échelle aura été établie patiemment à l'aide des éléments fournis par l'interrogatoire du malade ».

Alors que la technique de Langen décrite au chapitre précédent, consistait à utiliser l'état autogène pour la mise en application de formules suggestives tendant à annuler en quelque sorte les pulsions que l'on veut combattre, dans la méthode de Rognant l'état autogène est utilisé comme « lieu de déconditionnement »; l'état autogène va permettre au sujet de supporter des charges anxieuses liées au stimulus pulsionnel de plus en plus importantes, le médecin étant là pour doser l'effet recherché. J. Rognant a pu ainsi traiter notamment trois exhibitionnistes, et a pu assister à la guérison de leur symptôme; cette guérison symptomatique a pu être suivie pour un malade pendant quatre ans, pour un autre pendant deux ans. Telle qu'elle est utilisée actuellement, cette méthode a nécessité pour chaque patient environ 40 séances d'une heure, le patient étant pendant ce temps isolé du milieu extérieur par une hospitalisation.

Au cours d'exercices préliminaires on habitue le sujet à abandonner la concentration passive sur la formule standard pour se concentrer sur un thème imposé par le thérapeute. Comme dans le rêve éveillé on suggère ainsi au sujet des scènes qui doivent être affectivement aussi neutres que possible. L'état autogène permet de vivre les scènes suggérées (par exemple: il se rase devant son lavabo le matin à l'heure de sa toilette) de façon très riche en s'en représentant non seulement les images mais les sensations tactiles, thermiques, olfactives etc. Puis le thérapeute utilise des thèmes de plus en plus chargés affectivement, dans la mesure où le sujet est capable de les supporter sans angoisse. Voici un exemple donné par Rognant chez un exhibitionniste. Premier thème: le sujet est, avec sa femme, dans une rue très animée... Neuvième thème une jeune femme seule vient dans sa direction, mais au dernier moment un homme survient venant de la direction opposée. Treizième thème: dans les mêmes circonstances le patient se dissimule derrière une haie avec l'intention de s'exhiber mais, avant que la jeune fille puisse le voir, il arrête lui-même la scène grâce au mot « relax ». Quinzième scène: il est sur le point de s'exhiber à une femme qui passe sur la route derrière son dos. Il se retourne et arrête l'évocation de lui-même par le mot « relax ». On voit qu'ainsi peu à peu le sujet est capable de revivre des scènes extrêmement précises concernant son symptôme, cependant que le vécu émotionnel et l'angoisse qui charge habituellement ces scènes disparaissent progressivement; il convient de comparer ce déconditionnement à l'effet décrit par Luthe sous le nom de neutralisation autogène. La différence entre le déconditionnement proposé par Rognant et la neutralisation autogène de Luthe, est que chez Rognant le déconditionnement est dirigé de façon précise par le thérapeute, alors que Luthe laisse spontanément s'extérioriser les scènes traumatisantes.

Cette méthode est à rapprocher également de celle utilisée par Friedemann (Training Autogène. Quelques remarques sur la place de cette technique dans le traitement des troubles fonctionnels dits psychosomatiques et dans la psychothérapie abyssale) (6). Cet auteur, au cours du traitement d'un homosexuel, et après avoir procédé à un examen clinique dans un sens psychanalytique, décida de créer chez ce patient une « névrose artificielle » en utilisant des formulations intentionnelles. Cette technique consista, après avoir fixé quelques images positives telles que « je suis un homme », à créer des associations obsédantes négatives telles que « la verge d'un garçon ça sent mauvais, quelle angoisse, quel dégoût. » Il s'agit donc d'un véritable déconditionnement, une sorte de « cure de dégoût ». Comme dit l'auteur « le dégoût qui remplace les goûts dangereux permet une adaptation sociale ».

Il existe cependant entre cette technique et la méthode de Rognant au moins une différence importante, c'est que Friedemann crée un état névrotique obsessionnel destiné à combattre une pulsion considérée comme indésirable par le patient, alors que Rognant semble rechercher davantage une sorte de neutralisation des effets de la pulsion.

Cette méthode, qui fait encore l'objet de recherches, est vraisemblablement appelée à une utilisation fréquente dans la perspective d'une psychothérapie rationnelle par le déconditionnement; elle s'applique principalement aux névroses mono-symptomatiques, notamment à type de perversion, pour lesquelles Rognant préfère d'ailleurs le terme de « conduites sexuelles aberrantes à caractère obsessionnel ». On sait à quel point l'abord psychothérapique de ce type d'affections est habituellement difficile, ce qui augmente encore la valeur des recherches de Rognant.

D) LA REGULATION ACTIVE DU TONUS MUSCULAIRE

La régulation active du tonus musculaire est une méthode qui a été utilisée par Stokvis au Centre de Médecine Psychosomatique de Leyde(58). La régulation active du tonus implique le principe d'une détente musculaire systématique comme c'est le cas pour d'autres méthodes de relaxation. L'auteur part du principe que la détente est souvent confondue avec le relâchement de la même façon que la tension est souvent confondue avec un effet de crispation; étant donné l'accroissement du nombre des sujets présentant des états de tension, il est nécessaire de disposer de nombreux moyens de détente pour y faire face. Dans certains cas il n'est pas possible de faire disparaître sans plus les fortes tensions musculaires de « l'Etre Tendu » psychique par de tels exercices de détente « à bout portant ». Mais il est souvent nécessaire qu'on donne la possibilité à cet « Homme-en-Tension » de pouvoir « s'ouvrir » d'une certaine façon et il est indifférent que ce soit par une catharsis méthodique ou qu'on lui permette de tempêter, ou qu'on le laisse taper sur un morceau de bois avec force pour soulager sa colère. C'est souvent après une telle introduction qu'il devient possible au patient de se livrer à une thérapeutique de détente méthodique, avec efficacité. D'autre part une atmosphère de confiance doit être liée à cet état d' « Etre Détendu ». Une bonne « situation de transfert » est nécessaire pour la suite des exercices.

Pour Stokvis la thérapeutique idéale est la psychanalyse et, autant que possible, il prescrit une psychothérapie en profondeur. Mais dit-il « il existe cependant des cas pour lesquels une déficience des possibilités introspectives par insuffisance intellectuelle ou tout autre raison extérieure, rend impossible une telle psychothérapie en profondeur. Dans ces cas, surtout lorsqu'il s'agit d'états mono-symptomatiques, somato-névrotiques ou spastiques, nous employons avec des résultats satisfaisants une méthode de traitement à base d'exercices qu'on ne peut pas purement et simplement assimiler à une thérapie de suggestion ou d'auto-suggestion... » (8). L'auteur prend encore le soin de préciser que s'il donne des indications techniques sur la façon dont il relaxe ses patients, il ne pense pas qu'on puisse en généraliser l'usage pour toutes les thérapeutiques faites par tous les médecins; en effet, « la valeur pratique d'une méthode dépend de façon très importante des caractéristiques personnelles de celui qui l'utilise. »

Pour Stokvis il s'agit donc d'une thérapeutique d'urgence, d'une thérapeutique axée sur la guérison et la disparition du symptôme.

Cette méthode est une « régulation » du tonus musculaire parce que le but recherché est un tonus musculaire optimal. Il s'agit d'une régulation « active » parce que la collaboration effective du malade en est l'élément central et indispensable.

Dans cette méthode on en appelle au sentiment de responsabilité du malade. Le patient doit dès le début se sentir responsable de sa guérison. Il doit se rendre compte avec évidence de la coopération active à son propre traitement; le terme d'actif n'est pas utilisé ici dans le sens particulier qui fait qu'on oppose des méthodes de détente et d'auto-suggestion active et passive, mais dans le sens général où il est utilisé dans le langage courant. Cette contribution thérapeutique se place dans une perspective d'auto-éducation en ceci que le patient doit faire ses exercices chaque jour à certaines heures déterminées. C'est dans cette optique que le terme de relaxation active est utilisé. L'auteur souligne encore que le facteur d'encouragement joue ici un rôle très important.

D'après l'auteur, cette sorte de décontraction musculaire diverge du training autogène de Schultz. En effet, elle tend avant tout à une concentration de l'attention du malade sur une partie du corps ou un système fonctionnel bien déterminé, sur lequel il reste fixé de façon variable selon l'individu. (Ceci au contraire du training autogène où la concentration sur une partie du corps n'est jamais qu'une étape dans un processus de généralisation). Dans la régulation active du tonus, la concentration sur la pesanteur et la chaleur représente un but en soi, alors que dans le training autogène il ne s'agit que de « détours » dans le but d'atteindre un état autogène. Dans la régulation active du tonus, le sujet par sa concentration ressent des sensations dans des parties du corps qui lui permettent de « découvrir » différents organes bien déterminés, par exemple le cœur. Le patient atteint ainsi un état d'absorption intérieure. Autrement dit, en utilisant les exercices de tonus, on tend à élargir sur l'ensemble du corps les affects qui étaient «fixés » à un organe précis, ou à une partie du corps bien précise; l'auteur essaye de « délier » les affects fixés à un système fonctionnel troublé.

Il semble que ce ne soit pas les exercices de décontraction eux-mêmes qui sont importants dans l'esprit de l'auteur, mais la façon d'intégrer cette régulation du tonus dans un « système thérapeutique » ayant pour but de montrer au patient le rôle important qui lui revient, par l'exécution des exercices proposés, dans la disparition de ses symptômes. Malgré le caractère simple de la thérapeutique, l'auteur exige du thérapeute la connaissance d'une technique précise exigeant une vue approfondie de la structure de la personnalité du malade. En effet le but visé est de mettre le patient dans un état d'auto-hypnose « lié à une diminution et à un rétrécissement de la conscience » augmentant par conséquent la suggestibilité et par là l'auto-suggestibilité. Il s'établit simultanément une décontraction psychique.

L'auteur rappelle qu'il est inutile de se poser la question de savoir si la détente psychique est à l'origine de la détente corporelle ou si c'est l'inverse. Le vécu de l'affect, et l'expression de l'affect ne sont pas en rapport causal l'un avec l'autre mais sont deux aspects d'un événement unique.

La réussite d'un tel traitement dépend d'une préparation correcte et des explications données au patient. Dans cette préparation, on lui explique les notions qui viennent d'être dites; on essaye de lui donner des exemples en choisissant ses mots avec soin. Le mot « relâcher » par exemple est contre-indiqué dans certains cas, car il peut conduire le sujet à une attitude de passivité. On peut essayer de lui faire expérimenter l'état de décontraction et de contraction de son biceps en exerçant des mobilisations passives, puis actives. Les tentatives de décontraction du patient ne doivent pas excéder une certaine durée, assez courte d'ailleurs. En ceci cette méthode diffère de celle de Jacobson où le temps d'exercice est jugé trop long. Lorsque le patient se concentre trop longuement sur la décontraction de ses divers groupes musculaires son attention faiblit, il se contrôle moins bien. L'exercice ne dure par conséquent jamais plus d'un quart d'heure, en général de 5 à 10 minutes.

Un autre principe de cette méthode est une individualisation extrêmement poussée avec une bonne connaissance de l'anamnèse, des explications servant d'introduction au traitement et des démonstrations par des exemples de la vie quotidienne rendant l'exposé plus concret, et ce n'est qu'après cette introduction que l'on passe à la méthode proprement dite.

Les exercices sont pratiqués, tous les jours à la même heure, heure que le patient choisira à son gré mais à laquelle il sera ensuite « irrévocablement lié »; si, un jour le malade ne pouvait exécuter ses exercices à l'heure obligatoire, il doit attendre le lendemain. L'auteur apparente cette pratique à la « suggestion indirecte » de l'ancienne terminologie. A la suite de quoi, on soumet le patient à un examen médical et neurologique approfondi qui, outre sa nécessité objective, a une signification suggestive et rassurante pour le malade.

Quant aux exercices eux-mêmes, ils se passent dans des conditions qui sont exactement celles décrites par Schultz; le médecin, par contre, adopte une autre attitude et n'hésite pas, si la structure de la personnalité du sujet le demande, à adopter une attitude suggestive en lui posant, par exemple, la main sur le front.

Le patient décontracte tous ses muscles selon un ordre topographique. Le médecin ne cherche pas à vérifier objectivement s'il y a décontraction musculaire. Pour Stokvis c'est l'impression de la décontraction qui est l'élément le plus important. A la suite de la relaxation musculaire on peut faire faire encore quelques exercices respiratoires au patient dans le but de décontracter la musculature abdominale. C'est à ce moment-là que dans une perspective de suggestion, on explique au patient qu'en décontractant sa musculature on arrive à une détente psychique concomitante, étant donné l'entité psychosomatique que représente l'être humain. La séance se termine sur des suggestions de décontraction. Le patient fait ses exercices quotidiennement chez lui et deux fois par semaine chez son médecin, puis une fois par semaine, au bout d'un certain temps. Lorsque le patient ne s'est pas suffisamment exercé dans la semaine écoulée, le médecin lui donnera un avertissement sévère sous forme d'un appel à son sentiment de responsabilité; il pense ainsi jouer le rôle d'une sorte de « père sévère ». « Par la suite le transfert doit être liquidé de la façon la plus satisfaisante possible. Une liquidation totale n'est pratiquement pas à atteindre ». Cependant l'auteur note paradoxalement ensuite que « le transfert n'est évidemment pas analysé, notre méthode ne se proposant pas de faire découvrir son fonds psychique au malade ». L'auteur souligne en conclusion de son exposé technique qu'il se propose de jeter un pont entre les techniques de traitement suggestives et auto-suggestives. Les particularités de cette méthode semblent à l'auteur de nature à raccourcir la durée d'un traitement par relaxation.

E) LA REEDUCATION PSYCHOTONIQUE

La rééducation psychotonique est le nom actuellement donné par J. G. Lemaire à la méthode décrite par J. de Ajuriaguerra, J. Garcia-Badarraco et Michèle Cahen. Dans la première édition de « La Relaxation » (7), ces auteurs exposent leurs sources: « notre expérience se poursuit depuis trois ans à l'Hôpital Henri Rousselle. Succédant à l'application que nous avons faite de la méthode de Jacobson, elle s'inspire de Schultz ». Mais, par ailleurs, ces auteurs font référence à un aspect très particulier du tonus: « cette technique s'appuie sur l'évidence de la dialectique tonico-affective qui préside à toutes les attitudes d'un sujet adulte. Depuis les travaux de nombreux auteurs

— Kretschmer, Wallon, Reich, en particulier — nous concevons l'évolution d'un enfant, comme une suite d'intégrations tonico-émotionnelles et cognitives en des formes de plus en plus élaborées. Celles-ci se montrent parfois inadéquates: depuis les modes de réaction d'origine typologique entraînant des réponses mal adaptées aux stimulus sensoriels ou affectifs jusqu'à la persistance anachronique de modes infantiles de réponses. Cette technique a été par la suite présentée au premier congrès de Médecine psychosomatique de langue française en 1960 par J. de Ajuriaguerra et Michèle Cahen sous le titre « tonus corporel et relation avec autrui expérience tonique au cours de la relaxation » (6). L'article de 1960, légèrement remanié peut être retrouvé dans la IIIe édition de « La Relaxation » (8). Elle fait enfin l'objet d'une longue description de J. G. Lemaire. Ces diverses descriptions ne se recoupent pas forcément.

Dans ce que l'on pourrait appeler l' « exposé des motifs » à la base de la description d'une nouvelle méthode, on lit par exemple dans l'article de de Ajuriaguerra & Michèle Cahen: « c'est à partir des travaux de Schultz que nous avons voulu aborder certaines caractéristiques des vécus personnels de sujets en relaxation et de leur utilisation en tant que méthodes psychothérapiques ou pré-psychothérapiques ».

Pour qui connaît bien et pratique la technique de Schultz, on se trouve en effet dans cette méthode en présence d'un approfondissement, d'un élargissement et d'une véritable élaboration de la pensée de Schultz, ce qui semble bien avoir été l'intention de de Ajuriaguerra.

Néanmoins Lemaire adoptera ultérieurement une position beaucoup plus critique à l'égard de la technique de Schultz, et considère la rééducation psychotonique comme la plus approfondie et la plus personnalisée des méthodes de relaxation.

Des très riches explications fournies par de Ajuriaguerra & Michèle Cahen, nous voudrions essayer d'extraire quelques idées directrices qui animent le thérapeute utilisant cette méthode. Nous discuterons plus amplement ces points de vue dans la deuxième partie de cet ouvrage.

Les auteurs ont vu leur attention très attirée par l'état tonique en tant que mode relationnel: « l'hypertonie et l'emprise orale, digestive et respiratoire, sont des modes d'être de l'enfant à sa naissance. L'état tonique est un mode de relation, hypertonie d'appel, hypotonie de soulagement, de détente ou de satisfaction ». Cette hypertonie originaire va progressivement diminuer au fur et à mesure de la maturation du système nerveux. D'autre part les premières satisfactions ou les premiers refus vont de pair avec des attitudes toniques déterminées et forment une sorte de pattern de la personnalité en formation. L'état de tension du sujet adulte peut être ainsi compris par rapport à cette dimension tonico-émotionnelle. Schultz avait déjà discuté dans son ouvrage cette question du rapport entre l'état tonique et la personnalité, notamment en citant longuement l'observation clinique de Fenichel au Xe Congrès international de Psychanalyse de 1927, ainsi que des observations de Freud lui-même et de Ferenczi. Cependant cet aspect de la question n'a peut-être pas été suffisamment élaboré dans l'œuvre de Schultz, et surtout, il en a moins vu l'aspect relationnel.

En ce qui concerne la technique, elle propose au sujet de porter son attention sur la pesanteur, et elle élabore éventuellement, par la suite, l'expérience de chaleur. Elle se consacre essenticllement à la recherche de la pesanteur dans une expérience de passivité contrôlée par la présence du thérapeute: « l'apprentissage de sensations musculaires nouvelles propose au patient l'expérience capitale d'un mode de relation nouveau avec autrui ». D'autre part, les auteurs ayant observé que la plupart de leurs malades ayant opposé au déroulement idéal de la cure des résistances sévères, « structurales », utilisent ces résistances dans le sens où l'on utilise les résistances en psychanalyse: « leur élaboration, puis leur sédation autorisent des remaniements féconds de la personnalité malade ».

Schultz avait très longuement étudié, dans son ouvrage, les perturbations et les résistances du sujet. Très souvent il les considère comme des résistances névrotiques. A la page 111 de la IIIe édition française du « Training Autogène » (2) on lit par exemple ...« le cas le plus grave de cette sorte a été celui d'un confrère spécialiste étranger pour lequel tout le training fut l'expression d'une réaction négative. La mise au jour analytique d'une haine envers le père conduisit à un équilibre interne tel qu'il rendit possible le training qui se déroula alors sans difficulté.

Cependant, le plus souvent, Schultz indique les choses aux patients. C'est ainsi qu'il les invite à se laisser glisser davantage dans la relaxation, ou à ne pas s'opposer, ou à modifier la thérapeutique, ou à modifier légèrement la technique. Chez Schultz l'analyse de la résistance est peu pratiquée; les résistances font plutôt l'objet d'une éducation, de suggestions, voire d'une admonestation. Schultz se comporte ici comme tous les auteurs utilisant la catharsis et l'hypnose, qui essayaient de forcer les résistances. On sait que Freud s'était trouvé devant la même difficulté; la citation de son article « remémoration, répétition et élaboration » (cf. p. 81) en témoigne.

De Ajuriaguerra se comporte vis-à-vis des résistances au training autogène, comme Freud s'est comporté autrefois devant les résistances de ses patients devant la méthode nouvelle qu'il était en train d'inventer.

D'autres détails techniques diffèrent de la méthode de Schultz. C'est ainsi que le patient commence à se relaxer couché, puis il apprend à retrouver la pesanteur de chaque partie de son corps en position assise « puis d'une façon plus allusive à divers moments de sa vie réelle ». L'attitude du thérapeute qui utilise cette méthode reste assez suggestive, « nous facilitons au maximum le progrès subjectif du patient. Il est indispensable qu'il éprouve rapidement la sensation cherchée... nous ne lui ménageons pas notre appui ». La bienveillance du thérapeute semble être plus recherchée que sa neutralité: « il est surpris et rassuré par notre sérénité lors de ses reculs ou de ses échecs. » Dans une deuxième phase du traitement le médecin prendra ainsi un rôle d'aide, de témoin. Le médecin aide le patient à prendre conscience des tensions qui persistent ...« cela amènera le malade à réaliser que sur le plan tonique il se met en position de défense dans des situations qui ne correspondent plus à un danger actuel, par exemple lorsque son thérapeute s'approche. Cette prise de conscience a un effet rassurant qui permet la disparition de la tension résiduelle, et approfondit la relaxation, qui se trouve spontanément mise en rapport avec la forme particulière de la relation psychothérapique médecin-malade » (Lemaire, 53). Dans un troisième stade on distingue trois étapes, où le patient va pouvoir utiliser les acquisitions faites au cours des deux premières phases. Le patient apprend à connaître de façon différentielle ses réactions toniques aux différentes circonstances de la vie. Il apprend à ce moment-là à pouvoir utiliser ses exercices à bon escient, au moment où il en a besoin. Enfin il apprend à adopter une attitude tonique nouvelle tendant à prévenir les attitudes dystoniques pathologiques constituant ses symptômes, ceci étant particulièrement spectaculaire chez les tiqueurs, les bègues, les hyperémotifs et les débiles moteurs par exemple. Lemaire insiste sur le fait que le patient doit avoir à ce moment-là une autonomie croissante pour que les progrès ne soient plus liés à la personne du médecin.

Au cours de l'application de cette méthode, ces auteurs ont été amenés à constater l'existence de six groupes de sujets caractérisés par « leur organisation tonique de fond » et dont l'évolution au cours de la cure pouvait être différenciée. On distingue ainsi des patients présentant une rigidité homogène de tout le corps, d'autres qui se présentent dès la première séance avec une passivité objective globale; deux autres groupes présentent une vigilance élastique généralisée ou une élasticité tonique uniforme; un cinquième groupe est constitué par des patients qui répondent à la première exploration par des contractions parcellaires fugaces; enfin dans un sixième groupe les sujets immobilisent leur corps en une attente accueillante plus que craintive; dans ces six groupes les auteurs ont pu dégager des particularités typologiques constitutionnelles et des particularités évolutives de la cure. Il semblerait qu'on puisse distinguer certains types d'affections, plus ou moins en rapport avec l'un ou l'autre de ces groupes.

Dans l'ensemble deux ordres de faits sont pris en considération: le fonds tonique et les réponses toniques exprimant la réactivité propre à chacun.

Schultz avait déjà noté qu'on pouvait différencier au cours de l'apprentissage du training autogène plusieurs « types musculaires »; un premier type était caractérisé par la dureté moyenne du muscle, la chute du bras étant nettement freinée lors du contrôle de l'hypotonie. Il s'agissait d'un tonus musculaire moyen; à côté de ce type moyen il existait des individus à musculature hypotonique; le premier type était rencontré plus fréquemment chez les pycniques, et le second chez les asthéniques. Ces deux types constituaient 90 % d'un matériel de 1 500 personnes; dans les 10 % restants se trouvaient des sujets à « tonus variable » et très rarement (environ dans 1 % des cas) des patients qui conservent passivement le mouvement suggéré, c'est-à-dire des sujets qui sont pour ainsi dire spontanément cataleptiques. Chez ces derniers l'expérience de la pesanteur était considérée comme impossible à obtenir. A la suite d'une longue discussion et documentation bibliographique (non traduite dans les éditions françaises du « Training Autogène ») Schultz indiquait qu'on n'en était qu'au début des recherches, et que de nombreuses questions se posaient encore, en ce qui concerne cette sorte de constitution musculaire, et ses relations avec les exercices du training autogène. Schultz va jusqu'à rappeler un terme de E. Storch « tombé en désuétude » en disant qu'en quelque sorte on travaillait avec la « myopsyché » des patients (p. 26 à 31 de la Xe Edition Allemande) (1).

Les travaux de de Ajuriaguerra et de ses collaborateurs se caractérisent par un approfondissement de cette question basé sur une expérience clinique systématique dans ce sens. Il serait possible, en tenant compte de ces facteurs de constitution musculaire et de fonds tonique, d'adapter en quelque sorte les modalités de la technique selon le type du patient. Enfin et pour ne citer que les têtes de chapitre de l'important article de de Ajuriaguerra et de Michèle Cahen que nous citons, ces auteurs ont accordé une attention toute particulière au dynamisme profond de la cure en étudiant l'investissement corporel, le retrait passager du réel, la dépersonnalisation, « la régression », et le rôle, dans le remaniement de la personnalité, du point de départ (état tensionnel et symptômes), et des moyens (la relation thérapeutique, le remaniement du Moi); nous reviendrons sur cet aspect de la relation thérapeutique en confrontant la relation telle qu'elle se crée dans la méthode proposée par de Ajuriaguerra et dans les autres méthodes; signalons simplement qu'ici le thérapeute prend la position d'apporter au malade le soutien d'un Moi auxiliaire.

Le patient se sent « compris, donc accepté tel qu'il est, puis tel qu'il voudrait devenir. Reconnu. »

2. *METHODE UTILISANT LA TECHNIQUE DE JACOBSON — LA RELAXATION ANALYTIQUE DE R. JARREAU ET R. KLOTZ*

Outre la méthode de Wolpe, (cf. p. 102), nous citerons ici la méthode de R. Jarreau et Madame Reine Klotz. Cette méthode est décrite dans « La Relaxation » (IIIe Edition (8), sous le nom de méthode de relaxation analytique). Comme le disent les auteurs, cette méthode appliquée depuis 1956 s'inspire directement de celle qui à cette époque était utilisée par de Ajuriaguerra et J. G. Badarraco. De même que pour ces auteurs, les éléments en sont empruntés aux techniques de Schultz et de Jacobson.

De Jacobson, ces auteurs conservent « le principe rationnel de solidarité entre tonus musculaire et tension psycho-affective ». De Schultz, les auteurs utilisent la technique de la pesanteur; cependant ils l'utilisent seule et la considèrent comme un artifice, vecteur de décontraction. Désirant conserver à leur méthode une perspective analytique et périphérique, les auteurs ont tendance à éliminer l'étude « sur un mode verbal de la relation inter-personnelle médecin-malade, et des conflits affectifs de ce dernier »; l'objet de l'étude se cantonne à l'aspect tonique des difficultés et l'aspect tonique de la relation avec le thérapeute. Au point de vue technique, cette méthode comporte des exercices de relaxation proprement dits, puis l'application dans la vie active de la capacité de détente ainsi acquise.

1) *LES EXERCICES DE RELAXATION*

Il s'agit de l'entraînement à la pesanteur selon la technique décrite par Schultz. Cependant les exercices sont pratiqués au début en position couchée, puis dès que c'est possible en position assise. Le thérapeute expose également au patient des notions de relaxation différentielle selon Jacobson.

2) *APPLICATION DE LA RELAXATION DANS LA VIE ACTIVE*

Ce deuxième stade est abordé lorsque le patient dispose d'une capacité de relaxation « différentielle » suffisante et quasi instantanée. On amène le patient à pouvoir disposer de positions de relaxation moins poussées et limitées par « le souci de conserver une attitude normale devant autrui et le maintien du niveau de vigilance minima nécessaire à l'activité ». On fait faire au patient des exercices de lecture, d'écriture, d'élocution en état de détente. De plus, les auteurs enseignent des exercices de « relaxation en mouvement », « relaxation cinétique » qui serait inspirée d'une méthode diffusée en France par Martenot. Il s'agit d'exercices destinés à éduquer une différenciation tonique dans le mouvement.

Dans cette méthode, le contrôle objectif de la relaxation par le médecin n'a pas seulement une valeur exploratrice comme chez Schultz, mais également un rôle thérapeutique. Cependant ces méthodes de contrôle objectif sont les mêmes que dans les exercices de Schultz. Au niveau du contrôle subjectif de la relaxation, on analyse avec le patient les différentes sensations ressenties. Le thérapeute essaye de déceler tout ce qui subsiste des tensions affectives ou de leurs équivalents somatiques, ce qui témoignerait de paratonies musculaires à identifier. Inversement, la persistance de paratonies témoigne qu'il subsiste des tensions affectives mal contrôlées.

De même que dans la méthode de de Ajuriaguerra, les auteurs analysent les résistances qui surviennent au cours de l'apprentissage de la relaxation musculaire; d'après les auteurs une partie de ces faits échapperait à la technique de Schultz, car ils seraient « émoussés » ou « résolus » par les exercices qui suivent celui de la pesanteur. Les résistances générales sont étudiées avec le patient et explicitées. On apprend aussi au patient à établir des corrélations entre les diverses sensations musculaires de détente, ou de tension, qu'il est amené à ressentir, et des états psychiques ou névrotiques concomitants. Enfin on découvre des zones musculaires localisées électives « résistantes », et le traitement va alors comme « pourchasser » ces « paratonies locales ». Les divers types de paratonie semblent témoigner d'une « focalisation élective dans le vécu du patient » et les auteurs leur donnent le nom de « paratonies cruciales ». Ces paratonies, avec leurs manifestations psychologiques corrélatives, sont alors résolues par des manœuvres somatiques et une psychothérapie verbale. Les manœuvres somatiques consistent en extensions forcées des membres et du tronc, en exercices de respiration profonde, en mobilisations segmentaires; des exercices de relaxation cinétique et d'étirement des zones cruciales sont encore utilisés. La psychothérapie est une psychothérapie de soutien, visant à valoriser les forces personnelles du patient, à le rassurer, à stimuler et à soutenir sa progression. Les auteurs utilisent une technique très différenciée selon le type psychologique du patient: c'est ainsi que la progression est ralentie chez des sujets très angoissés, accélérée chez des sujets coopérants; on insiste encore sur la longue patience à utiliser avec certains sujets obsessionnels et au caractère plus autonome qu'il faut conférer à la cure chez les patients agressifs. Enfin le médecin devra « se montrer détendu affectivement et physiquement, jamais entamé par les échecs du sujet, et lui offrir enfin une personnalité apaisante ».

Les avantages de cette méthode sont les suivants: le fait de se cantonner dans l'exercice de pesanteur de Schultz permet d'éviter les risques des temps vasculaire et cardiaque de cette méthode; la technique reste brève comme chez Schultz et n'a pas la « minutie excessive » de la cure de Jacobson. Par contre, comme chez ce dernier auteur, cette méthode conduit le patient « à une connaissance topographique généralisée de son vécu tonico-émotionnel »; les auteurs considèrent que cet aspect analytique du vécu psychosomatique mérite d'être cultivé et approfondi. Enfin, le fait de se cantonner à l'aspect tonique des défenses du malade rend la méthode « accessible au praticien non rompu aux disciplines de la psychothérapie, ainsi qu'à beaucoup de malades qui reculent, au départ devant un abord verbal de leurs problèmes. »

3. *METHODES PERIPHERIQUES A VISEE GLOBALE, NON INSPIREES PAR LA TECHNIQUE DE JACOBSON*

A) LA RELAXATION CHEZ L'ENFANT PAR LA METHODE DU MOUVEMENT PASSIF

Cette méthode présentée par Wintrebert dans une thèse de 1959 (78) a fait ensuite l'objet de plusieurs publications sous la direction du Professeur Michaux (12). La méthode du mouvement passif est préconisée par l'auteur chez l'enfant dans de nombreux cas où l'on a pu constater que le training autogène de Schultz était difficilement applicable ou irréalisable; c'est le cas des enfants jeunes (âgés de moins de 12 ans) inattentifs, instables. Cette méthode se propose deux temps: la régulation du tonus par les mouvements passifs, puis la réadaptation des mouvements.

L'exécution des mouvements passifs nécessite un contrôle très attentif de la part du thérapeute, et, de la part du sujet, une attitude générale qui n'est pas une attitude d'abandon, mais de coopération et de diminution volontaire de la vigilance.

La description de cette méthode est faite minutieusement en raison des expériences de neuro-physiologie qui l'ont accompagnée; mais l'auteur insiste sur le fait qu'on doit rester très souple dans l'application et s'adapter à chaque enfant. Il serait fâcheux en effet de voir certains sujets entrer dans un rituel d'exercices qui serait contraire au but final recherché: la détente globale et totale du corps.

On allonge l'enfant sur un tapis mousse, les yeux fermés. On commence par des mouvements passifs, les membres étant mobilisés par le thérapeute. Le mouvement est lent et répété suivant une cadence régulière: 10 à 50 répétitions peuvent être nécessaires. La monotonie du mouvement constitue d'ailleurs un facteur favorable à la relaxation. Le but du mouvement passif est obtenu lorsque le relaxateur ne perçoit plus ni résistance ni aide active de la part du sujet. Ces mouvements sont faits progressivement, en commençant par une main: on soulève le poignet du sujet en soutenant l'avant-bras au niveau du coude et on imprime à la main une dizaine de balancements dans un plan vertical, à raison d'un balancement par seconde. Après un temps d'arrêt, on reprend ces mouvements autant de fois qu'il est nécessaire. Puis on élève la main, et on la laisse retomber. Enfin on imprime à la main un mouvement horizontal de va-et-vient sur son axe. On pratique ensuite des mouvements de pronation et de supination au niveau de l'avant-bras, puis de flexion et d'extension; on passe ensuite progressivement, aux mouvements du bras, de l'épaule, de la tête, de la face, du cou et du membre inférieur. Après qu'un certain nombre de mouvements ont été effectués on aboutit plus ou moins rapidement à un état de relaxation, qu'on laisse se prolonger pendant quelques minutes. Dans cette phase intermédiaire, on indique successivement à l'enfant par des contacts légers les différentes parties de son corps, en lui disant « pense à ta main qui est détendue, à ton avant-bras qui est détendu » ...Cette « induction à la relaxation par des stimuli tactiles et verbaux » est considérée comme particulièrement utile chez les enfants qui présentent des difficultés pour localiser les différentes parties de leur corps lorsqu'ils gardent les yeux fermés. Dans une troisième phase, on exécute des « mouvements avec temps mort » que l'enfant réalise lui-même; on lui demande de soulever les différents segments de ses membres et de les laisser ensuite retomber lourdement. On insiste sur la nécessité du relâchement musculaire qui doit suivre cette chute. Enfin, on passe à une phase « d'attitudes suivie de relâchement global ». L'enfant prend une série d'attitudes qu'il abandonne ensuite en se laissant aller à un relâchement musculaire complet. C'est ainsi qu'on pourra passer de la position couchée à la position debout tout en conservant la notion de détente acquise précédemment. On fait en même temps quelques exercices respiratoires. On exerce l'enfant à des attitudes qu'il doit prendre au cours de certaines circonstances critiques à l'école ou à la maison; on lui demande de les mimer et d'apprendre à les maîtriser en utilisant les exercices prescrits.

Pratiquement les séances ont lieu une ou deux fois par semaine; elles durent de 15 à 20 minutes. On fixe avec l'enfant les objectifs de la relaxation avant la première séance: amélioration du travail scolaire, du comportement à la maison, etc.

Lors de la première séance l'auteur recommande de mettre l'enfant en confiance pour l'amener, lorsqu'il est couché sur le dos, à fermer les yeux et à rester immobile. Les exercices sont présentés « comme quelque chose d'amusant et d'agréable ». A chaque séance on introduit un élément d'exercice nouveau pour accroître l'intérêt de l'enfant. Il consacrera quelques minutes, une ou deux fois par jour, à la maison, à pratiquer des exercices qu'on lui donnera à faire dès qu'il en sera devenu capable. Les parents, tout en étant invités à ne pas intervenir, vérifieront cependant que les séances ont bien lieu. Une fois par mois, on pourra réunir parents et enfants pour faire le point.

On peut aussi employer une technique de groupe qui favorise l'émulation et parfois une meilleure coopération.

Cependant, il faut que chaque enfant soit soigneusement examiné et contrôlé de très près avant d'entrer dans le groupe. Il y sera soumis « à distance » à la voix et à la personnalité du relaxateur.

Nous sommes donc en présence d'une méthode de relaxation qui, comme la méthode de Schultz, a une double visée, somatique et psychothérapique. La sensation de bien-être, l'extériorisation de l'anxiété, permettent une amélioration des sentiments d'infériorité ou des phobies de l'enfant. De même sont utilisés les progrès dans la connaissance de l'image du corps.

Il arrive qu'au cours du traitement l'enfant soit amené à extérioriser des sentiments jusqu'alors cachés, ou à retrouver des souvenirs oubliés. Il arrive aussi qu'il fasse au thérapeute des révélations sur des souvenirs traumatisants dont il n'avait jamais parlé à personne. Il est donc possible, une fois la relation transférentielle établie, de « travailler » au niveau d'une psychothérapie verbale. L'étude du dessin permet de suivre au cours des séances les progrès dans la connaissance du corps; c'est ainsi qu'on peut constater sur certains dessins, l'expression d'un progrès dans l'intégration de l'image du corps après une séance de relaxation, par rapport à un dessin fait avant la séance.

D'autres dessins montrent les progrès faits dans ce domaine au cours du traitement d'ensemble.

En constatant la similitude de l'état de relaxation obtenu par cette méthode avec l'état autogène, on peut s'interroger sur la façon dont on y parvient. Il nous semble que dans la méthode de Wintrebert, les stimuli verbaux, la parole du thérapeute, sont remplacés par des stimuli tactiles, le contact du thérapeute. Ce contact a pour effet de déclencher un état d'hypotonie s'accompagnant d'un état psychique détendu qui semble être le même que celui produit par les paroles « je suis tout à fait calme », « mon bras droit est tout à fait lourd » etc. La monotonie rythmée de la mobilisation passive des membres joue ici le rôle de la monotonie rythmée des paroles du patient qui répète ses formules standard.

La différence réside à notre avis dans l'absence d'autonomie du sujet au début de l'entraînement. Ceci est rendu nécessaire par l'absence de fait d'autonomie de l'enfant vis-à-vis de l'adulte, qui l'amène à ne pouvoir se relaxer que sous cette dépendance; cependant cet état de dépendance n'existe qu'au début du traitement; en effet, peu à peu, le thérapeute va être amené à s'éloigner dans l'espace, c'est-à-dire à reculer d'un pas, puis de quelques pas par rapport à l'enfant, qui va réaliser ses mouvements lui-même. On peut remarquer aussi que dans la méthode de Wintrebert une place particulière est faite au contact, qui joue ici un rôle psychothérapique extrêmement important; ce « maternage » fait partie intégrante du traitement et est souvent rendu nécessaire par la structure psychologique de l'enfant. Ceci permet d'ailleurs d'utiliser cette méthode chez des enfants psychotiques ou « pré-psychotiques ».

Des travaux physiologiques et notamment électro-encéphalographiques importants ont été pratiqués à l'occasion de cette méthode; il en sera question dans le chapitre consacré aux recherches physiologiques.

B) LA PEDAGOGIE DE RELAXATION DE MADAME GERDA ALEXANDER

Cette méthode, comme son nom l'indique, est surtout une pédagogie axée sur le dialogue tonique et le rythme. Comme dit l'auteur: « j'ai commencé mon travail pour donner une technique de base, une rééducation du mouvement naturel pour les rythmiciens, les gymnastes, les danseurs et les artistes. Je ne savais pas qu'une rééducation du mouvement naturel voulait dire en même temps une rééducation profonde de toute la personnalité de l'élève ».

Cette méthode consiste à obtenir un état d' « eutonie » avec recherche des tensions inutiles par contrôle objectif, et mouvements passifs.

Puis, une relaxation en profondeur est pratiquée, au sens où l'entend Jacobson, avec développement de la perception des différents degrés de la tension musculaire, de la pesanteur, jusqu'à la sensation de légèreté. Puis l'auteur propose une correction de l'expérience de l'image corporelle avec développement de la perception de l'espace intérieur du corps; enfin, une régulation des tensions neuro-végétatives et motrices avec normalisation de la respiration « inconsciente », par des techniques de « contact » et de « passages ». Ces expériences de contact et de passages utilisent une concentration sur la « sensibilité tactile ». L'auteur explique le soubassement physiologique de ce phénomène par « une décharge et un équilibre des tensions électrostatiques du corps ».

Notre expérience actuelle de cette technique nous fait penser que les psychothérapeutes utilisant la relaxation peuvent avoir intérêt à en prendre connaissance; on pourra en trouver une description sommaire, et sur certains points inexacte, dans l'exposé de l'un de nous sous le titre de « Rééducation psychotonique » dans la IIIe Edition de « La Relaxation » (Durand de Bousingen) (8).

Cet exposé a été utilement précisé et développé dans une thèse récente de D. Digelmann (79) consacrée aux applications thérapeutiques éventuelles de la méthode.

La longueur du travail thérapeutique, l'absence encore actuellement trop marquée de références scientifiques et médicales suffisantes, nous semblent pour l'instant interdire à cette méthode une véritable place dans le cadre des relaxations médicales.

4. *AUTRES METHODES*

Il ne nous semble pas possible de parler ici des autres méthodes qui ont été proposées, soit à cause de leur diffusion restreinte, ou en raison de leur caractère non médical, et surtout axé vers la pédagogie ou la gymnastique. De très nombreuses méthodes ont ainsi un caractère en quelque sorte physiothérapique ou physique; d'ailleurs la relaxation prend à ce moment-là son sens « abusif » et les méthodes deviennent si nombreuses qu'il ne devient plus possible non seulement de les décrire, voire de les commenter, mais même de les collationner toutes. Dans cette mesure, dans cet ouvrage qui se veut médical, nous nous en tiendrons aux méthodes qui ont été exposées ci-dessus. Le lecteur trouvera, s'il le désire, une liste importante de méthodes dans l'article cité de Stokvis des « Cahiers de Psychiatrie » (5).

CHAPITRE IV

VALIDATION PHYSIOLOGIQUE ET NEUROPHYSIOLOGIQUE DES THERAPEUTIQUES DE RELAXATION

> La tendance de la physiologie moderne est... d'expliquer les phénomènes intellectuels au même titre que tous les autres phénomènes de la vie, et, si elle reconnaît avec raison qu'il y a des lacunes considérables dans nos connaissances, relativement au mécanisme fonctionnel de l'intelligence, elle n'admet pas pour cela que ces mécanismes soient, par leur nature, ni plus ni moins accessibles à notre investigation que ceux de tous les autres actes vitaux (Claude Bernard, La Science Expérimentale, 1878).
>
> Les phénomènes de l'intelligence et de la conscience, quelque inconnus qu'ils soient dans leur essence, quelque extraordinaires qu'ils nous paraissent, exigent pour se manifester, des conditions organiques ou anatomiques, des conditions physiques et chimiques, qui sont accessibles à ses investigations (celles du physiologiste) et c'est dans ces limites exactes qu'il circonscrit son domaine (Claude Bernard, De la physiologie générale, 1872).

La description de nombreuses expériences cliniques ou de laboratoire a été faite et se trouve dispersée dans une abondante littérature; Schultz a consacré une importante partie de son ouvrage (non traduite) à la théorie physiologique, c'est-à-dire à l'explicitation physiologique des fondements de sa méthode; (1, pages 224-272). Nous avons essayé de réunir l'essentiel de ce qui avait pu être publié dans la IIIe Edition de la traduction française (2) (pp. 191-211). Ces travaux font également l'objet de longs développements dans l'adaptation anglaise de Luthe (3). Enfin, les dernières expériences ont été présentées au IIIe et au IVe Congrès Mondial de Psychiatrie en 1961 et 1966 (13, 14), dans le volume jubilaire dédié au Pr Schultz (non paru en France) (4) et au Congrès d'Hypnose et de Médecine Psychosomatique de Kyoto (1967).

Nous voudrions présenter ici les résultats d'un certain nombre de recherches caractéristiques et tenter un essai de compréhension, de classification, en essayant de jeter les bases de ce qui pourrait être un projet de compréhension théorique du point de vue physiologique de ce que représentent les thérapeutiques de relaxation en général.

La littérature montre, que si le training autogène en particulier a été l'objet du plus grand nombre de recherches physiologiques, il n'en a pas l'exclusivité; cependant, par sa technique bien réglée il séduit davantage les chercheurs, qui peuvent alors établir des protocoles précis; d'ailleurs lorsque d'autres méthodes ont donné lieu à des recherches de même ordre, pour l'essentiel, elles ont permis des observations tout à fait superposables.

En guise d'introduction, il faut dire un mot de l'esprit de ces recherches. Souvent elles représentent dans l'esprit du chercheur un souci de validation. Le médecin cherche à se rendre compte s'il se passe réellement quelque chose. Il s'agit alors de savoir à quoi correspond « physiquement » la pesanteur, à quoi correspond « électriquement » le relâchement musculaire, à quoi correspond la chaleur au niveau du thermomètre etc. A un deuxième stade, ces recherches consistent à se demander s'il existe des corrélations « organiques » de l'amélioration de l'état de santé du malade en train de guérir, ou guéri, par une thérapeutique de relaxation. Enfin quelques chercheurs se sont posé la question de savoir ce qui se passait dans le cerveau lors de cette thérapeutique, autrement que par des hypothèses, et ont recherché avec les faibles moyens dont nous disposons à l'heure actuelle, dans les signaux cérébraux « quelque chose » qui soit compréhensible.

Ces recherches n'ont pas seulement pour but d'essayer de satisfaire la curiosité du chercheur. Mais elles représentent, croyons-nous, une étape absolument essentielle dans la compréhenion d'une série de phénomènes qui sont au cœur de la médecine psychosomatique. En effet, nous avons parlé plus haut des différents sens que pouvait avoir le mot suggestion. Dans le sens qu'il prend dans les thérapeutiques de relaxation (et ici nous citons Schultz 1, p. 272, où suggestion est synonyme de concentration), il s'agit d'un phénomène psychique capable de provoquer des modifications soit « fonctionnelles », soit inscrites dans l'organisme, transitoires ou durables. Il ne s'agit donc pas de suggestion au sens où l'on « persuade » quelqu'un de ressentir (ou de ne pas ressentir) quelque chose et où le sujet a alors l'illusion de ressentir (ou de ne pas ressentir) quelque chose. On pourrait remarquer que dans ce dernier cas, il pourrait également y avoir quelque modification fonctionnelle au niveau du système nerveux. Mais en allant à l'extrême limite de ce raisonnement, on en arrive à la notion de bonne foi ou de mauvaise foi du patient et on rejoint les problèmes posés par l'hystérique, le simulateur et le malade psychosomatique.

Mais alors qu'il est bien difficile d'expérimenter sur un phénomène morbide, pour savoir, par exemple, s'il présente les caractères d'une simulation, d'une conversion hystérique ou s'il est psychosomatique, nous disposons ici de méthodes, utilisables à volonté, qu'on peut indéfiniment répéter, dans des conditions expérimentalement vérifiables, de même nature, et qui pourront peut-être permettre un jour d'éclaircir, sinon d'élucider, les problèmes posés par l'évolution de nos connaissances dans les domaines psychologique et psychosomatique.

Nous avons indiqué dans l'addendum de la IIIe Edition de la traduction française du « Training Autogène » (2) quelles étaient les caractéristiques, selon nous, des recherches physiologiques faites dans le cadre des états de relaxation. Ces recherches sont rendues extrêmement difficiles, en raison de la contradiction qu'il y a à vouloir saisir au moyen d'instruments matériels de mesure, des phénomènes qui nécessitent pour leur production une ambiance calme, un esprit dégagé de toute préoccupation et un corps libre de toute entrave. D'autre part, on ne peut se passer de l'appréciation subjective du patient, pour ce qui est de la question de savoir quelles étaient, au moment de l'expérience, la profondeur de l'état de déconnexion, les sensations ressenties, ou l'imagerie mentale mise en action. Dans l'ensemble, il a été possible de surmonter ces obstacles et de mettre en évidence un certain nombre de phénomènes objectifs accompagnant les états subjectifs tels qu'ils étaient ressentis par les patients. D'autre part, les sujets d'expérience doivent avoir nécessairement un degré poussé de coopération avec l'examen et une pratique suffisante du training autogène (au moins 3 à 4 mois). Les modifications objectives présentent malgré cela une certaine variabilité en fonction:

1° de la durée de la concentration passive sur une formule donnée.

2° de la possibilité qu'a personnellement le sujet de pouvoir ou non se concentrer sur telle ou telle partie de son corps.

3° du type de personnalité du patient.

De plus, certains facteurs peuvent influencer l'état physiologique des sujets:

1° l'état émotionnel du patient au moment de l'examen.

2° certaines modifications physiologiques en rapport avec une affection d'ordre pathologique, psychique ou somatique, plus ou moins latente.

1. *CONTROLE DES SENSATIONS SUBJECTIVES*

A) ACTIVITE NEURO-MUSCULAIRE

1) *CONSIDERATIONS PHYSIOLOGIQUES ET PSYCHOLOGIQUES SUR LE TONUS MUSCULAIRE, LA TENSION MUSCULAIRE ET LA TENSION PSYCHOLOGIQUE. LA RELATION TONIQUE*

Maintenant que nous avons envisagé toutes les méthodes actuellement utilisées pour se relaxer, il serait temps de s'interroger sur la nature de ce tonus musculaire qu'il s'agit de réduire. Il nous semble même particulièrement utile d'essayer d'éclaircir ce que l'on peut entendre par tonus musculaire, tension nerveuse, tonus, hypertonie, hypotonie, surtension etc. Wachholder (cité par Schultz, I, p. 30) assigne à l'activité musculaire trois fonctions.

1° l'activité musculaire doit assurer des mouvements à l'encontre ou à la rencontre du monde extérieur, c'est-à-dire qu'il se produit à ce moment:

a) le développement d'une tension musculaire;

b) une modification de la longueur du muscle.

C'est la motilité.

2° l'activité musculaire doit assurer le maintien de la stature corporelle à l'encontre ou à la rencontre des forces du monde extérieur, ce qui nécessite le développement d'une tension musculaire, mais sans modification de la longueur des muscles. C'est le tonus.

3° l'activité musculaire doit permettre une adaptation sans résistance à une modification des forces du monde extérieur ce qui suppose des modifications de longueur des muscles mais sans développement d'une tension musculaire. C'est la plasticité.

Ceci suppose connues certaines données de la physiologie musculaire sur lesquelles nous ne voulons pas nous étendre ici, mais qui peuvent s'expliquer le plus simplement de la manière suivante: un faisceau musculaire ou un muscle est susceptible d'avoir deux types d'action:

1° la modification de sa taille, qu'il s'agisse de contraction, de dilatation, d'allongement ou de raccourcissement;

2° la modification de sa tension, ces deux types d'action pouvant être indépendants l'un de l'autre.

La définition la plus classique du tonus musculaire est celle qui est donnée par Morin dans sa Physiologie du Système Nerveux Central (61): « le tonus musculaire est la légère tension qui affecte les muscles striés au repos, leur donne une consistance caractéristique et disparaît par section du nerf moteur ou des racines médullaires postérieures correspondantes. » Cependant cette définition du tonus est pour Morin lui-même inexacte et insuffisante. En effet elle est basée sur une expérience incomplète dans laquelle le muscle (un muscle de grenouille) dont on sectionnait le nerf n'était pas au moment de l'expérimentation dans un état de repos vrai; cette définition est encore insuffisante parce qu'elle ne met pas en relief la signification fonctionnelle du tonus. Sherrington définit le tonus comme l'activité posturale du muscle qui fixe les articulations dans des positions déterminées, solidaires les unes des autres, et compose l'attitude d'ensemble. Pour Rademacker c'est la tension des muscles par laquelle les positions relatives des parties du corps sont correctement maintenues et qui s'opposent aux modifications passives de ces positions. On peut donc apprécier l'activité tonique d'un groupe musculaire:

1° par la position de l'articulation sur laquelle il agit;

2° par la résistance de celle-ci à la flexion passive;

3° par le palper.

Pour les physiologistes, la base de l'étude du tonus musculaire se trouve dans les recherches sur les réflexes myotatiques (stretch reflex de Sherrington et

Liddell). Ces réflexes se manifestent par une augmentation progressive et soutenue de la tension des muscles, en réponse à des élongations par traction, elles-mêmes progressives et soutenues. L'augmentation de tension proportionnelle à l'étirement, est bien réflexe. Lorsqu'on supprime le nerf qui conduit à ce muscle, le réflexe disparaît. Ce réflexe du muscle à son étirement trouve son origine dans un petit organe logé dans la partie charnue des muscles; ce petit organe est appelé fuseau neuro-musculaire. C'est le même organe qui fait réagir le muscle lorsque l'on percute, à l'aide d'un marteau à réflexe, un tendon, par exemple le tendon rotulien. On réalise ainsi précisément un tel étirement musculaire; mais quand l'élongation du muscle est progressive, l'organe récepteur (fuseau neuro-musculaire) est sollicité de façon progressive, ce qui détermine une réponse soutenue (réflexe myotatique). Par contre la percussion du réflexe, telle qu'elle est pratiquée couramment en clinique, qui est brusque et brève, active transitoirement et d'un seul coup les fuseaux neuro-musculaires, de telle façon que la réponse musculaire obtenue est brève.

Ces réflexes d'étirement ont une importance très grande dans le tonus de posture. Ils sont particulièrement développés dans les muscles qui ont à lutter contre la pesanteur. Comme le dit Morin, « le stretch reflex traduit d'un point de vue plus général, l'existence d'une liaison musculo-médullo-musculaire qui informe en permanence les moto-neurones (cellules nerveuses de la moelle épinière, qui innervent le muscle), de l'état de tension des muscles qu'ils commandent; cette liaison constitue, envisagée ainsi, l'un des circuits « feed-back » le plus simple que l'on s'est plu à trouver dans le système nerveux central, par analogie avec les montages électroniques ».

Les fuseaux neuro-musculaires dont il vient d'être question comportent entre autres éléments microscopiques dont l'étude a fait l'objet ces derniers temps d'une étude approfondie, des fibres musculaires constituant le « muscle intra-fusorial ». Les fibres nerveuses qui font se contracter les muscles sont des fibres dites larges issues de cellules de grande taille appelées « moto-neurones alpha ». Mais il existe également des fibres nerveuses étroites, provenant de cellules nerveuses de petite taille appelées « moto-neurones gamma » qui font se contracter le muscle intra-fusorial. D'autre part, des fibres nerveuses partent du fuseau neuro-musculaire pour regagner la moelle assurant ainsi un circuit qui va jusqu'au moto-neurone alpha. Ce circuit moto-neurone gamma, fibre gamma, muscle intra-fusorial, fibres nerveuses de retour jusqu'au moto-neurone alpha est appelé « boucle-gamma ». C'est cette boucle gamma qui exerce une activité de contrôle en provenance directe du muscle sur les cellules nerveuses motrices du muscle (alpha), c'est donc là le véhicule de la réaction du muscle à son propre étirement. Cette activité gamma est permanente et ne cesse que lorsqu'elle est activement inhibée. Lorsque nous nous proposons un acte moteur, cette activité gamma précède l'activité motrice proprement dite. Les stimulations en provenance de l'écorce cérébrale, du tronc cérébral ou du bulbe sont susceptibles d'agir sur l'activité gamma.

Il semble que la substance réticulaire du tronc cérébral soit responsable de l'entretien constant du contrôle tonique que l'activité gamma exerce sur les fuseaux neuro-musculaires, et qu'elle soit en outre le lieu de convergence de toutes les influences aptes à modifier ce contrôle. Comme le souligne Morin enfin, le système gamma est soumis à l'influence de cette formation réticulée, et à ce titre voit son activité se modifier en fonction du degré de la vigilance.

C'est dire que, par un système extrêmement fin et dont la découverte est relativement récente, on voit que nos fonctions de vigilance, notre attention, nos émotions ou au contraire nos états d'endormissement ou de sommeil, ont une influence physiologiquement démontrable et démontrée sur l'état de notre tonus musculaire. Cependant d'autres facteurs, non musculaires, et non en rapport avec la vigilance, agissent sur le tonus musculaire; ce sont des réflexes qui partent de nos muscles de la nuque et de l'oreille interne, mettant ainsi le tonus musculaire en rapport avec ce qui nous renseigne sur notre position par rapport au monde extérieur. De même la position de nos membres a un effet sur le tonus musculaire. Il est évident que la station debout, que ce soit chez l'animal ou chez l'homme, ne saurait se maintenir sans l'existence de ce tonus musculaire; comme le dit Morin, qu'on essaye de dresser un squelette ou un cadavre non encore rigide, aussitôt il s'écroule. On peut en dire autant d'un homme endormi. Chez l'homme la station bipède constitue un privilège qui nécessite une coordination encore plus fine des réactions du tonus postural et par conséquent un état de « vigilance tonique » encore plus accentuée que chez l'animal.

Enfin toutes les excitations venues de l'extérieur

(extéroceptives) et les excitations sensorielles, visuelles et auditives entrent encore en ligne de compte pour modifier le tonus postural dans le maintien de la statique et de l'équilibration.

Cependant F. Isch (5) nous invite à bien distinguer les notions de tonus postural et de tonus résiduel. Le tonus postural est un tonus « d'activité » facile à mettre en évidence; le tonus résiduel, dit de repos, est bien plus difficile à définir; on peut tenter de le cerner par ses différentes caractéristiques cliniques; d'après André Thomas les trois éléments fondamentaux qui permettent de l'étudier sont la consistance musculaire, l'extensibilité et la passivité. Des discussions sont en cours pour savoir s'il est possible de recueillir au niveau des muscles des activités électriques de bas voltage qui traduiraient cette activité résiduelle, ce qui serait le seul moyen objectif de les différencier. En ce qui concerne le tonus résiduel anormal Isch indique qu'il est bien évident que des méthodes de relaxation sont indiquées s'il existe des tensions musculaires anormales; c'est là où Isch propose l'hypothèse suivante — les techniques de relaxation interviendraient pour nous apprendre à abaisser le seuil d'excitabilité des fuseaux neuro-musculaires, agissant par là sur l'état d'excitabilité du moto-neurone. Par conséquent le moto-neurone aurait besoin d'une stimulation plus importante, soit pour son activation en vue d'un mouvement volontaire, soit pour son activation par voie réflexe.

Les études des physiologistes nous indiquent donc de la façon la plus formelle l'existence de relations étroites et d'inter-réactions constantes entre le tonus musculaire d'une part et l'activité cérébrale d'autre part; la régulation de ce système se trouve au niveau de la substance réticulée en relation avec les centres supérieurs du cerveau d'une part et la périphérie musculaire d'autre part.

Dans ces conditions les termes de tension psychologique ou de tension nerveuse reçoivent une assise solide et peuvent être étudiés de façon valable. S'agit-il de la tension psychologique telle que l'entendait Janet? D'après A. Porot la tension psychologique de Janet désigne la capacité d'un individu de s'élever dans ses actions à tel ou tel degré dans la hiérarchie de ses tendances. Il y a des conduites de basse tension dans lesquelles les tendances inférieures sont seules en activité et des conduites de haute tension qui réclament l'activation complète de tendances élevées dans le tableau hiérarchique. Janet différencie ainsi des activités créatrices ou de synthèse et des activités automatiques. D'après G. Tallon (71) « de l'activité créatrice ressortissent les actes supérieurs, ceux qui doivent assurer l'équilibre avec les changements de milieu et l'adaptation constante aux exigences de la réalité, qui doivent donc réunir dans de nouvelles combinaisons et de nouvelles synthèses les phénomènes qui surgissent à tout instant; tandis que les actes inférieurs qui, les conditions étant restées les mêmes, peuvent sans inconvénient se répéter, ressortissent de l'activité automatique » ... « Aux niveaux inférieurs, les opérations de basse tension sont, par ordre décroissant, les actes et perceptions désintéressés, actes ludiques, rêvasseries sans efficacité réelle, puis les opérations incontrôlées, incoercibles et parasites, doutes, agitations, angoisses et idées obsédantes, puis les agitations motrices et les réactions viscérales, manifestations explosives, sous forme d'attitudes passionnelles ou hystériques, — et, au plus bas, les simples spasmes musculaires caractéristiques de la crise épileptique ». Pour Tallon, le système activateur ascendant de la substance réticulée du tronc cérébral serait le « substrat organique de la tension psychologique, qui est énergie de régulation ». Tallon se demande « si ce que Janet a défini comme étant la tension psychologique — et son abaissement — correspond à ce que le sujet éprouve », et fait remarquer que la tension peut se comprendre de deux manières: On peut être tendu, se sentir et apparaître tendu lorsqu'on est inquiet ou en attente, c'est-à-dire de manière passive; à un degré de plus, on serait agité, et cet état correspond à une baisse de tension psychologique avec conservation de la « force » psychologique. Par contre quand quelqu'un fait effort, il est tendu de manière active. C'est son attention volontaire qui est en jeu et c'est la tension psychologique au sens de Janet qui se manifeste. H. Ey confirme cette interprétation dans la discussion de l'exposé de Tallon en indiquant que « pour comprendre correctement la pensée de Janet, il faut bien saisir que cette énergie psychique est un système en équilibre entre deux forces (la « force » et la « tension ») et non pas seulement une sorte de « biotonus ». »

Il ne s'agit donc pas exactement de la notion de tension psychologique telle que la concevait Janet, mais, lorsqu'on parle « de tension nerveuse » il s'agirait davantage de quelque chose se rapprochant de la « force psychologique » de Janet. Cependant, il doit bien y avoir un rapport entre ces deux notions et s'il est tout à fait évident qu'une tension « nerveuse » s'accompagne d'une tension « musculaire », la tension psychologique au sens de Janet doit également rentrer dans une relation qui resterait à déterminer avec les phénomènes de tonus musculaire.

R. Cahn analyse de façon particulièrement pertinente les aspects génétiques, différentiels et psychanalytiques du tonus (5). Cahn rapporte ainsi les études de Reich pour lequel « c'est à l'insu du patient que sa musculature striée est le siège de spasmes permanents, qui constituent son armure musculaire. La raideur musculaire représente la partie essentielle du refoulement, et non pas le résultat ou l'accompagnement de ce refoulement, de sorte que Reich arrive à la notion d'identité fonctionnelle entre les attitudes musculaires et caractérielles, susceptibles bien sûr de s'influencer ou de se remplacer réciproquement. Mais à la base elles ne sauraient être séparées et, dans leurs fonctions, cuirasses musculaire et caractérielle sont rigoureusement identiques. ...La névrose n'est pas seulement l'expression d'un équilibre psychique perturbé; elle est de façon aussi significative l'expression d'un trouble chronique de la motilité naturelle et par conséquent, de l'équilibre végétatif. ...Il en arrive ainsi sur le plan technique, lorsqu'une résistance caractérielle est inaccessible à la psychothérapie, à l'attaquer par l'attitude somatique qu'elle exprime, et, inversement, lorsque certaines hypertonies localisées et très significatives sur le plan affectif ne peuvent être atteintes à travers des techniques de relaxation, à les réduire par la psychothérapie. »

Cependant comme le remarque Cahn la plupart des psychanalystes sont assez éloignés de cette optique. Pour eux, si l'armure musculaire est dérivée de l'armure caractérielle, elle n'en est pourtant qu'une dépendance.

Nous sommes ainsi amenés à nous apercevoir que pour un certain nombre d'auteurs les variations du tonus musculaire, ou du tonus postural, sont dans un rapport de dépendance vis-à-vis du psychisme, des conflits psychologiques, de l'anxiété ou de l'angoisse du sujet; c'est en effet l'opinion la plus couramment répandue, qu'un état d'inquiétude suscite une sorte de réaction musculaire de défense, que cet état soit momentané ou durable, qu'il soit légitime ou névrotique. Mais une série d'auteurs ont étudié ce problème en partant d'un rivage opposé: nous voulons parler des recherches faites au sujet de la fonction tonique.

C'est ainsi que pour Henri Wallon le tonus constitue « l'étoffe dont sont faites les attitudes ». Dès sa naissance le dialogue de l'enfant avec le monde se fait *à travers* les relations tonico-émotionnelles conjointement avec l'activité digestive et respiratoire. La première activité motrice chez l'embryon est myogénétique et aneurale; peu à peu la contraction d'un nombre croissant d'unités motrices (musculaires) s'établit sous la dépendance de la commande nerveuse et aboutit, d'une part, à quelques mouvements réflexes, et, d'autre part, à l'établissement du tonus. Chez le nouveau-né, l'asymétrie des mouvements, la tendance à la flexion constituent deux caractéristiques essentielles déterminant le tonus postural. Il s'agit d'un tonus sous-cortical où les muscles fléchisseurs prédominent;

cette motricité ne serait adaptée à aucun but précis. On observe de simples décharges inefficientes de l'énergie musculaire: spasmes, détente motrice, mouvements incoordonnés, réactions clownesques essentiellement asymétriques avec en outre, toute une série d'automatismes qui, comme le mouvement automatique de la marche, restent sans emploi. C'est ce que Wallon appelle « stade impulsif », où s'observeraient les formes les plus primaires et les plus archaïques de l'activité. Comme le dit Cahn « le nouveau-né est en quelque sorte emmuré dans une forme d'expression tonique qui ne lui permet aucune espèce d'activité, sinon simplement des décharges motrices. » Cet état de raideur et de rigidité va être extrêmement net jusqu'à trois mois et se manifeste encore après le 6ᵉ mois. L'enfant sort de ces réactions automatiques par des décharges toniques réactionnelles (cris, soubresauts, réactions hypertoniques paroxystiques) ou des phases de relâchement relatif (sommeil); ceci constituerait le schéma de l'alternance future activité-passivité, qui reste donc intimement liée aux notions d'hypertonie et de relâchement. A ce stade impulsif, succède pour Wallon un stade tonico-émotionnel; les émotions ont alors pour étoffe et pour soutien le tonus musculaire, et c'est par l'intermédiaire de réactions toniques que toutes les relations de l'enfant au monde et à autrui vont se faire. Vers 11-12 mois l'hypertonie musculaire cédera la place à une hypotonie cependant que « le dialogue tonique » se perfectionnera par l'acquisition de fonctions qui sont toujours motrices, comme la marche, la coordination statique et dynamique, la préhension et, enfin, les composantes musculaires et les corrélations fonctionnelles permettant le langage. Les progrès de l'enfant sont considérés comme l'intégration des attitudes d'autrui acquises par imitation. L'enfant ressent alors dans son propre corps et dans son jeu tonique le sentiment d'autrui. Ce n'est que peu à peu que l'enfant passera par l'éducation, la socialisation, l'acquisition des notions scolaires, à « désapprendre » le dialogue tonique et à passer ainsi de l'« acte » à la « pensée ».

Un mode d'approche différent des problèmes du tonus est présenté par l'école de de Ajuriaguerra. Cet auteur s'est intéressé particulièrement au rôle du tonus dans la communication interhumaine. Le « dialogue tonique » lui paraît être un élément important dans la gamme des moyens de communication. Ce dialogue tonique ne s'apparente ni au dialogue verbal ni au dialogue extra ou infra-verbal tel que l'entendent les psychanalystes. Dès la naissance, l'hypertonie et l'emprise orale, digestive et respiratoire sont des modes d'être de l'enfant. L'état tonique est un mode de relation; hypertonie d'appel, hypotonie de soulagement, de détente ou de satisfaction. Lorsque l'hypertonie diminue, et que les réflexes primitifs sont freinés, certaines réactions toniques, telles que le sursaut, persistent encore longtemps. ...Les premières satisfactions ou les premiers refus vont de pair avec des attitudes toniques déterminées, il en est de même des premières frustrations. ...Lors de la phase de dialogue l'action propre et celle d'autrui sont vécues ainsi que le montre Wallon comme des attitudes interchangeables. Ces attitudes font vivre dans le corps propre la vie développée d'autrui et l'enrichissent. C'est dans de telles situations qu'on peut ressentir dans son corps propre l'agressivité d'autrui ou vice versa. ...Si cela est net dans la phase pré-verbale cela est aussi vrai dans la communication verbale proprement dite. Notre attitude tonique est déjà particulière dès l'émission verbale dans l'attente de la réponse de l'autre. Le langage, en tant que communication, implique un engagement et peut être utilisé comme appel ou comme agression, et ressenti corporellement comme tel, le langage n'étant pas uniquement une activité agissante, mais réagissante, dans le cadre du sujet-interlocuteur. ...L'état tensionnel ne peut être compris que par rapport à un fonds tonique, à la réactivité aux stimuli, à la façon dont les réactions sont ressenties ou redoutées et les mécanismes de défense utilisés, soit efficaces, soit défavorisants (de Ajuriaguerra & Cahen, *L'expérience tonique en relaxation,* 8). Comme le dit Lemaire « dans cette perspective on comprend qu'obtenir une modification tonique n'a de sens qu'en rapport avec le changement qu'elle entraîne dans la relation à autrui. » L'étude du tonus a permis à l'Ecole de de Ajuriaguerra de mettre en évidence une véritable typologie, en rapport avec les attitudes toniques, en considérant différents groupes d'individus selon leurs possibilités de réaction tonique. De Ajuriaguerra distingue ainsi un premier groupe de sujets, athlétiques purs, ou de composante athlétique majeure, présentant au premier examen une rigidité homogène de tout le corps, sans faille; un deuxième groupe est constitué de sujets longilignes ou dysplasiques, asthéniques, réussissant, dès la première séance de relaxation, à obtenir une passivité objective globale. Chez un troisième groupe de sujets, présentant une morphologie harmonieuse à dominante athlétique discrète, on note au premier examen une vigilance élastique généralisée. Chez un quatrième groupe auquel appartiennent des sujets longilignes, sthéniques, hyperréactifs, de structure volontiers hystérique, on note une élasticité tonique uniforme. Dans un cinquième groupe, on trouve des sujets de type longiligne, asthénique, immature répondant à la première exploration par des contractions parcellaires fugaces, d'intensité discrète et sans cesse variables. Le sixième groupe est constitué par des sujets présentant en proportion variable des éléments athlétiques et pycniques; ce sont des sujets immatures qui immobilisent leur corps en une attente accueillante plus que craintive. Après les très riches études de de Ajuriaguerra se précise peu à peu un concept nouveau, ou du moins qui peut enfin s'exprimer clairement. En effet, il n'est pas besoin ici d'articulation entre le tonus, la fonction tonique, et l'activité psychologique: tonus et psychisme sont liés et représentent deux aspects d'une même fonction: la relation à autrui.

Nous nous sommes demandé depuis plusieurs années (33) si les termes de « tonus mental », « tension psychologique », « tension mentale », « dystonie mentale », « crispation psychologique », ne seraient qu'une façon de parler qui n'auraient avec les notions de tonus musculaire qu'une simple analogie de terme. Comme nous l'avons souligné à l'époque, il convient, pour le bon ordre des choses, de différencier soigneusement ce qui est tension psychologique et qui exprime une façon d'envisager certains phénomènes du champ psychologique et ce qui est tension musculaire, ce qui constitue comme nous l'avons vu une notion physiologique parfaitement limitée et définie. Cependant, il nous apparaît avec l'expérience que « l'accompagnement » musculaire du fonctionnement mental n'est pas une simple coïncidence, mais presque une condition de ce fonctionnement mental, dans la mesure où précisément ces deux ordres de phénomènes, tension psychologique et tension musculaire, sont deux termes, deux dimensions d'une même pulsion énergétique liée au plus profond de notre fonctionnement psychique. La difficulté conceptuelle à ce niveau nous paraît relever du vieux problème de la dualité entre le corps et l'âme. En fait nous sommes imprégnés de cette conception philosophique, et ce n'est que dans la mesure où nous pouvons adopter une attitude de détachement vis-à-vis d'elle que nous pouvons arriver à concevoir notre psychisme comme une entité inséparable du corps; le corps ne contient pas le psychisme, il ne le supporte pas, il *est* psychisme comme le psychisme ne peut être par essence que matériel, le tout formant notre organisme vivant.

En tant que les muscles font partie de ce corps, on comprend mieux ainsi quand Schultz nous dit qu'il travaille avec la « myopsyché » de ses patients, en reprenant là un terme ancien de E. Storch. Lorsque nous sommes affrontés à un danger, et ceci depuis notre plus tendre enfance, qu'il s'agisse du contact inopiné avec un objet brûlant ou de la survenue brusque d'un objet extérieur menaçant (disons une automobile), nous éprouvons une émotion faite de peur et nous mobilisons notre corps de façon active en même temps que nous renforçons notre tonus musculaire; ce n'est pas parce que nous avons peur que nous nous ramassons sur nous-mêmes; ce n'est pas parce que nous nous ramassons sur nous-mêmes que nous avons peur, ce n'est même pas en nous ramassant sur nous-mêmes que nous exprimons notre peur; mais notre organisme vivant, considéré comme un tout, réagit par la peur et par le fait de se ramasser sur soi-même. Ce mécanisme vital de défense peut faire défaut, nous restons immobiles devant un danger survenu trop brusquement; à ce moment ce n'est plus de la peur que nous ressentons, mais une panique; la différence au niveau psychologique entre la peur et cette forme d'inhibition nous paraît être précisément la différence au niveau moteur entre le fait de se ramasser sur soi-même et de rester immobile devant un danger menaçant. Par opposition à ces phénomènes, Freud a montré que l'angoisse était un état qu'on pouvait caractériser comme un état d'attente de danger, de préparation au danger connu ou inconnu. Or ce n'est pas l'angoisse, souligne Freud, qui est susceptible de provoquer une névrose traumatique; « il y a dans l'angoisse quelque chose qui protège contre la frayeur et contre la névrose qu'elle provoque. ...La névrose traumatique est une conséquence d'une vaste rupture de la barrière de défense ...l'angoisse, qui fait pressentir le danger et la surcharge énergétique des systèmes destinés à subir l'excitation, constitue la dernière ligne de défense contre celle-ci. ...A partir d'une certaine intensité du traumatisme ce facteur cesse de jouer » (39).

Cette angoisse, lorsqu'elle survient devant un danger, n'est que la répétition d'angoisses préalables devant des dangers réels ou imaginaires qui ont affecté l'enfant: on voit à quel point le processus de défense, qui se manifeste *aussi* sous forme d'augmentation du tonus musculaire de défense, est un phénomène global qui plonge dans les racines mêmes de la personnalité consciente et inconsciente de l'homme.

La conception de cette unité fondamentale psychosomatique nous suggère de poursuivre l'étude du rôle de cette fonction tonique. On a parlé plus haut du rôle de la fonction tonique en tant que dialogue avec l'autre. On a vu que ce dialogue avec l'autre et le monde extérieur n'était pas tellement conçu comme un échange que comme une tendance vers l'autre ou une défense contre l'agression de l'autre. La réaction tonique peut être ainsi conçue comme liée aux affects, quels qu'ils soient. Notre tonus musculaire, notre tonus postural a ainsi une signification générale de défense. Voyons ce qui se passe lorsqu'on demande de façon inopinée à un sujet de s'écrouler par terre. Aussitôt le sujet se fige, son visage exprime l'interrogation et tous ses muscles sont bandés. Ceci se produit dans la très grande majorité des cas; nous avons expérimenté cette situation même dans des cas, où il aurait été théoriquement concevable que l'on puisse s'écrouler par terre, c'est-à-dire que la question était posée à des sujets participant à des groupes didactiques d'entraînement au training autogène; il s'agissait de sujets formés psychologiquement et ne présentant pas apparemment de réactions névrotiques caractérisées. Un seul sujet, au cours de notre expérience, put s'écrouler par terre à la demande inopinée; il s'agissait d'un homme formé aux techniques d'expression corporelle par un apprentissage préalable. Pourquoi cette défense? Il nous semble qu'elle illustre de façon concise le rôle joué par une longue éducation (marche!, tiens-toi droit!, garde la tête haute!) Dans l'éducation, il faut comprendre encore les chutes que fait l'enfant au cours de l'apprentissage de la marche, la difficulté qu'il y a à se mouvoir dans un monde peuplé d'objets inanimés ou en mouvements plus ou moins rapides. On peut aller plus loin et considérer le refus de la passivité caractéristique pour l'individu d'une position infantile humiliante ou d'une position féminine; plus symboliquement on peut évoquer la crainte de la castration et de ce que cela évoque, tant physiquement que psychiquement, de passivité. Plus profondément encore, la crainte de la mort qui nous fait sans cesse être en défense, comme si de nous tenir debout pouvait nous rassurer de n'être pas gisant. Cette implication psychologique du tonus postural se retrouve facilement, au moins dans deux circonstances. Tout d'abord dans les phénomènes d'angoisse ressentis par certains sujets lorsqu'on leur propose de se relaxer. Les observations sont courantes, généralisées, d'états d'angoisse se manifestant soit par des palpitations, soit par une respiration un peu précipitée, soit par une anxiété vécue consciemment soit par des phénomènes plus pénibles de dépersonnalisation, au moment de la première expérience de pesanteur réussie. D'autre part, on connaît le phénomène du sursaut de l'endormissement qui semble comme une dernière défense de l'organisme devant un sommeil vécu comme un anéantissement. B. This (11) fait observer que le mot « lourd » de l'exercice de pesanteur du training autogène véhicule la mort. « Sois lourd » veut dire « sois chose inanimée, masse pesante, ne bouge plus ». Il est vrai que certains patients décrivent au début de leurs exercices le sentiment d'avoir un membre mort, ou bien évoquent des scènes où il est question de décès, de cadavre, voire de membres putréfiés. This en tire argument pour protester contre le caractère imposé du premier exercice du training autogène. A vrai dire en examinant la question avec un certain recul, on s'aperçoit qu'il n'est qu'une catégorie de patients qui font cette expérience. Ce sont précisément ceux qui, parmi les traumatismes les plus significatifs de leur existence, ont eu affaire avec cette question de la mort. Aussi, il nous paraît que le fait pour un patient d'exprimer des thèmes de mort à propos du premier exercice « lourd » du training autogène n'est pas une contre-indication à l'exprimer de cette façon, mais une des expressions de la résistance à la chute du tonus musculaire. On peut selon ses tendances lever cette résistance en l'expliquant au patient, négliger cette résistance et passer à l'exercice suivant ou, comme nous préférons le faire; analyser cette résistance, la laisser se développer de façon cathartique, pour entreprendre avec le sujet une véritable analyse de son refus névrotique de se laisser aller à la relaxation, exprimant par là sa crainte profonde et significative de la mort.

2) *CONTROLE OBJECTIF DU TONUS MUSCULAIRE*

C'est paradoxalement ce type de recherche qui a fait l'objet du moins grand nombre d'études par les auteurs modernes. Les modifications du tonus musculaire, il est vrai, sont constatées de façon clinique dans la pratique quotidienne en utilisant les épreuves classiques: palpation des muscles, contrôle de la résistance aux petits mouvements passifs, relâchement du masséter avec chute du maxillaire inférieur. Il en est de même de l'aspect de « mimique détendue ». De nombreuses expériences de Schultz lui-même ont pu montrer la diminution du réflexe rotulien pendant les exercices de relaxation. Cette diminution est qualifiée par lui « d'amortissement des réflexes » (Reflexdämpfung). Schultz indique qu'il n'a pas pu trouver de réaction rotulienne abolie comme le signale Jacobson; il estime que, peut-être, dans ses essais, Jacobson utilisait des stimuli moins forts. Il s'agit là d'une expérimentation assez simple et facile à reproduire.

Il est également facile comme l'ont fait Von Siebenthal, Wittstock et von Eiff et Jörgens (1), d'observer la diminution des potentiels d'action à l'électromyographie. Cela est d'autant plus facile, comme le fait remarquer Isch, que le repos musculaire est très facile à obtenir par des manœuvres simples, et avec les techniques électromyographiques modernes actuellement utilisées on arrive rapidement à un silence électrique total, même en dehors d'une technique réglée de relaxation.

La relaxation pour Isch semble donc aller au-delà du repos musculaire habituel. Dans son article « Approche physiologique du Tonus » (5), il montre qu'en utilisant de façon différentielle les réflexes électriquement provoqués et les réflexes mécaniquement provoqués, il devient possible de dissocier les effets sur le réflexe électrique et sur le réflexe mécanique de la contraction volontaire; « Paillard a réalisé la même expérience au cours de phénomènes de relaxation, selon la méthode de Jacobson semble-t-il, où il observe une extinction des deux types de réflexes ». C'est ici qu'Isch émet l'hypothèse d'une diminution de l'excitabilité non seulement du système gamma mais également du niveau d'excitabilité des motoneurones, puisqu'on observe également une diminution du réflexe électrique qui, lui, teste uniquement l'excitabilité des motoneurones alpha. C'est dans ce même article qu'Isch émet l'hypothèse de la possibilité pour la capacité de réaction musculaire liée à l'action des propriocepteurs, de se trouver à des niveaux différents et, « on peut se demander si les techniques de relaxation ne peuvent pas justement agir sur ces niveaux différents de proprioception, afin que le muscle soit plus ou moins apte à réagir à des modifications d'attitude, ou à une éventuelle mise en tension volontaire ». Rappelons que pour Jacobson il n'y a complète relaxation que lorsque les potentiels d'action sont égaux à zéro, « même quand les mesures étaient faites sous ma direction à l'aide d'instruments spécialement conçus par moi, et susceptibles de mesurer des courants électriques transitoires de potentiel d'action de 10^{-7} volt ».

Malheureusement, comme le font remarquer plusieurs auteurs aucun autre laboratoire n'a pu disposer de cette instrumentation baptisée par Jacobson électro-neuro-myométrie et ces recherches n'ont jamais pu être validées.

Par contre avec des moyens d'électromyographie classiques, Polzien a pu étudier les potentiels d'action du muscle élévateur de l'anus dans des cas de proctalgia fugax. Il s'agit là d'une expérience très spectaculaire qui permet de voir la disparition de ces potentiels d'action dénotant une crampe à ce niveau en même temps que disparaissait cliniquement la douleur, sous l'influence du training autogène (63).

Il y a déjà de nombreuses années, les travaux de Schultz en collaboration avec F. H. Lewy et Gassmann, utilisant des mesures de la chronaxie avec un appareil construit d'après Bourguignon, ont montré les résultats suivants: le temps d'excitation augmente de façon assez importante, qu'il s'agisse de la chronaxie sensible ou de la chronaxie motrice; d'après Schultz ceci est d'autant plus remarquable que Markoff a indiqué dans un travail de 1929 sur la chronaxie motrice qu'il n'était pas possible de trouver une influence de la représentation d'un mouvement sur la chronaxie. Par conséquent la représentation simple d'un mouvement pour un sujet à l'état de repos normal ne modifie pas la chronaxie, alors que la concentration mentale sur la pesanteur en « état autogène » modifie cette constante, de façon caractéristique (1).

Plus récemment von Eiff et Jörgens ont décrit au IIIe Congrès Mondial de Psychiatrie (13) des recherches indiquant des résultats différents du niveau d'excitabilité musculaire selon le niveau d'apprentissage du patient.

Signalons aussi les recherches expérimentales sur l'influence du training autogène sur la performance (5, 46) de Hiller, Muller-Hegemann et Wendt (Leipzig). L'étude des performances a été réalisée par ces auteurs sur bicyclette ergométrique, en étudiant la consommation d'oxygène et l'élévation du pouls; les auteurs ont ainsi noté une amélioration significative de la performance musculaire selon que le sujet avait été soumis avant l'effort à un repos normal ou à un exercice de training autogène.

B) ETUDE DES VARIATIONS DE TEMPERATURE

La concentration passive sur la chaleur entraîne des modifications de température qui ont fait l'objet des expériences que nous relatons dans ce chapitre. Cependant, les études ainsi entreprises ont montré que c'est dès le début des exercices de relaxation, au moment de la concentration passive sur la pesanteur, que se manifestent ces changements objectifs de température. Ce fait ne soulève pas d'objections théoriques; en effet, c'est précisément parce que les sujets en état d'hypnose et d'auto-hypnose ressentaient spontanément des sensations de chaleur au niveau des membres que Schultz a intégré ces exercices de chaleur dans sa méthode; d'autre part, il se peut que par un réflexe conditionné la température cutanée augmente dès le début des exercices de relaxation chez des sujets entraînés depuis plusieurs mois déjà.

Signalons encore l'explication de Sapir et de ses collaborateurs indiquant que les dimensions du lit veineux sont dépendantes du tonus musculaire; ce lit peut par conséquent être augmenté considérablement par une hypotonie véritable (6).

Dès 1925, Schultz avait noté l'augmentation de la température cutanée au niveau du dos de la main pendant la concentration passive sur la pesanteur, puis sur la chaleur (1). Chez 18 sujets, 15 montraient une élévation de température au niveau du dos de la main; Binswanger, contrôlant cette expérience, a retrouvé une élévation de la température de 1°1.

Chez la majorité des patients, Binswanger notait une augmentation progressive de la température à mesure que les exercices se prolongeaient. Cependant, quelques expériences montraient un léger refroidissement après un pic initial. D'autres variations de la température ont pu ainsi être enregistrées par cet auteur pendant des exercices de concentration passive sur le rafraîchissement de la main gauche et pendant l'exercice spécial de la tête (rafraîchissement du front). Des élévations de la température cutanée pendant les exercices de concentration passive sur la pesanteur et la chaleur ont également été enregistrées par H. Fischer, A. W. von Eiff, Rudolph, H. Kleinsorge, P. Polzien et D. Muller-Hegemann. Kleinsorge avait montré que la concentration passive sur la chaleur dans le bras droit produit une augmentation localisée de la température cutanée, mais aussi des variations simultanées de la température dans d'autres parties du corps, externes et même internes. Cet auteur s'aperçut aussi que le simple fait, pour un patient bien entraîné à la technique du training autogène, de se mettre en *position* de relaxation entraînait des modifications subjectives (pesanteur généralisée et sensation de chaleur); des mesures faites à ce moment ont pu déterminer une augmentation objective de la température cutanée au niveau des membres; le fait de se mettre en position de relaxation entraîne par conséquent un véritable réflexe conditionné.

Dans une série de travaux dont le dernier exposé se trouve dans « Correlationes Psychosomaticae » (4), Polzien a effectué des mesures chez 47 malades et 10 personnes en bon état de santé; ces mesures ont porté sur la température rectale ainsi que sur la température cutanée au niveau du coude, du dos de la main et de la dernière phalange de l'index, enregistrée de façon continue chez des sujets pratiquant depuis quelques mois les exercices de pesanteur du training autogène, et ne connaissant pas l'exercice de chaleur. On s'est efforcé de garder constantes les conditions de température ambiante. La durée de ces exercices de pesanteur était laissée libre, au gré des sujets en expérience, elle a atteint entre 15 et 70 minutes. Les résultats de cette expérimentation furent les suivants:

1° La température rectale subit une baisse qui fut au maximum de $0^{\circ 8}$ (de $37^{\circ 2}$ à $36^{\circ 4}$) en une heure; la baisse la plus rapide fut de $0^{\circ 6}$ (à partir de $36^{\circ 7}$), en 14 minutes. La baisse moyenne fut de $0^{\circ 28}$. A la fin de l'exercice de pesanteur, il y avait à nouveau une remontée de la température.

2° La température cutanée montait, et ceci de façon plus précoce, plus rapide et plus élevée dans les régions distales que dans les régions proximales; l'élévation moyenne au niveau du doigt était de $2^{\circ 34}$, au niveau du dos de la main $1^{\circ 15}$, au niveau du coude de $0^{\circ 21}$. Le fait que l'organisme n'ait pas mis en œuvre à ce moment-là une régulation thermique pour lutter contre une chute de la température rectale de plus de $0^{\circ 5}$, fait penser qu'il existe, en plus des facteurs connus, un facteur nerveux central de la thermorégulation qui doit être en rapport avec les fonctions de vigilance.

On peut faire remarquer ici qu'une technique de relaxation bien réglée, comme l'est le Training Autogène, peut être d'une grande utilité en physiologie expérimentale. On en verra d'autres exemples à propos des problèmes neurophysiologiques.

Muller-Hegemann a rapporté des expériences montrant une augmentation progressive en poids, conjointement à l'élévation de la température cutanée pendant 3 minutes de concentration passive sur la pesanteur et la chaleur dans le bras droit. Ces effets, vérifiés de façon répétée, ont été attribués à une augmentation de la relaxation musculaire et à une augmentation simultanée de la circulation périphérique (13).

Les données pléthysmographiques des expérimentations de Sapir, Reverchon, Philibert et Javal permettent d'éclaircir le problème des modifications objectives de la température. Ces auteurs ont enregistré les modifications du volume sanguin digital au cours de séances de training autogène, à l'aide d'un pléthysmographe. Deux constatations ont pu ainsi être établies (6).

1° Le volume mobilisé au cours d'une révolution cardiaque, c'est-à-dire l'amplitude du pouls, s'accroît nettement au cours de l'exercice. Cette augmentation traduit une amplification du battement artériolaire. Elle est de 1,5 à 2. Elle s'établit progressivement au cours de l'exercice global, souvent au cours de l'exercice du « chaud ». Elle subsiste jusqu'au moment où le moniteur dit « ouvrez les yeux ». Puis en quelques instants l'amplitude du pouls redevient plus faible. Chez le sujet en décubitus, en l'absence d'exercices de relaxation, le pouls tend seulement à devenir régulier.

2° On note un accroissement progressif et lent du volume moyen du sang périphérique ce qui traduit un remplissage progressif du lit veineux (stase périphérique).

Sur cette ligne lentement ascendante se produisent souvent de brèves diminutions transitoires au moment où le sujet passe d'un thème à un autre (du « cœur » à la « chaleur abdominale » par exemple). Il semble que le changement d'orientation de l'effort de concentration provoque une vaso-constriction fugace, qui cède dès que le nouvel exercice est « en train ».

Les auteurs font encore remarquer qu'il y a une élévation notable de la courbe pléthysmographique qui dure à peu près autant que l'exercice de la chaleur (4). Comme dans le pléthysmographe utilisé, la transmission des modifications de volume se fait par l'air, on peut penser que c'est la dilatation de l'air sous l'influence de la chaleur qui est enregistrée en partie et non pas seulement une modification purement volumétrique. Le pléthysmographe se comporte ainsi en thermomètre ce qui objective l'augmentation de la température cutanée au cours de l'épreuve de chaleur, ces constatations recoupant celles des auteurs dont nous avons parlé précédemment.

Harano, Ogawa et Naruse (4) ont étudié le volume des ondes du pouls à l'aide d'un pléthysmographe à cellule photoélectrique au cadmium au niveau des mains en même temps que la température de la peau. Cette expérimentation avait pour but d'essayer de différencier les résultats obtenus au cours d'une concentration passive et d'une concentration active.

Les auteurs étudièrent ainsi 20 sujets normaux et enregistrèrent ce qui se passe au repos, d'abord, puis à la concentration sur la formule de la chaleur; chez 10 sujets, qui étaient des débutants, cette concentration sur la chaleur était une concentration active; chez

7 sujets il a été possible de faire faire des exercices de concentration passive et aussi, à volonté, de concentration active sur la chaleur.

Chez les 10 sujets qui étaient des débutants et qui, en dépit du fait qu'ils disaient ressentir des sensations subjectives de pesanteur et de chaleur, en étaient manifestement encore à exercer leur concentration d'une manière active, on constata une diminution du volume sanguin à l'endroit enregistré, une diminution de la fluctuation de la ligne de base des ondes pulsatiles et une chute de la température de la peau.

Chez sept sujets qui maîtrisaient bien les six exercices standard du training autogène, furent faites deux séries d'expériences. Au cours d'une première série de concentrations passives sur la formule de la chaleur, il fut possible d'observer une augmentation de l'amplitude des courbes pléthysmographiques, des fluctuations plus importantes de la ligne de base du volume des pulsations sanguines, et une augmentation de la température de la peau. Ce fait indique pour les auteurs que la vasodilatation, c'est-à-dire une augmentation du volume sanguin eut réellement lieu au niveau de l'extrémité du doigt. Chez ces 7 sujets, dans une deuxième série d'expériences, on essaya une concentration active. Dans ce cas et chez les mêmes sujets, on obtint une chute de la température cutanée et une vasoconstriction « monophasique », c'est-à-dire une diminution temporaire du volume sanguin. Cette remarquable expérience montre clairement, non seulement les modifications physiologiques réelles qui se produisent à l'occasion de la concentration passive sur les formules du training autogène, mais la différence qui semble essentielle entre la concentration active et la concentration passive. L'idée de Naruse est qu'il y a deux façons de se concentrer: l'attention et la tension (Striving). L' « attention », signifie une attention consciente à une formule donnée et la « tension » implique un effort volontaire dirigé pour obtenir des résultats qui correspondent au contenu de la formule. Dans chaque fonction on différencie deux types: l'attention active (diriger son esprit sur le contenu et la signification de la formule) (ou faire un « contact mental » correspondant à l'indication de la formule) et l'attention passive (être simplement forcé à diriger son attention sur une formule passivement). D'autre part, on distingue la tension active (une application active d'une volonté dirigée dans le sens de l'accomplissement d'une formule, comme cela se fait dans la vie quotidienne) et une tension passive (effort passif pour assurer une passivité fonctionnelle qui semble être essentielle dans le training autogène). En se basant sur cette différence subtile les auteurs interprètent les changements de volume sanguin et de la température de la peau comme ayant été causés non pas simplement par la simple attention active ou passive, au contenu et au sens de la formule, mais par des types de tensions active ou passive mis en action pour réussir la formule ou la suggestion.

Ikemi, Nakagawa, Kimura, Dobeta, Ohno et Sugita (Fukuoka City) (4,14) ont été amenés à étudier une série de paramètres physiologiques au cours d'exercices de training autogène; la circulation périphérique a été mesurée à l'aide d'un fluxmètre d'impédance. Les sujets d'expérience choisis connaissaient le training autogène depuis plus de trois semaines. Les mesures furent faites pendant un exercice de training autogène de 5 minutes. Chez 35 sujets, les variations du flux sanguin dans les doigts ont été enregistrées pendant la concentration passive sur l'exercice de chaleur, en faisant insister le sujet sur la chaleur dans les doigts. 23 sujets montrèrent une augmentation marquée du flux sanguin, 9 montrèrent une légère augmentation et 3 une légère diminution. L'enregistrement de la température des doigts correspondait de façon très étroite aux variations du flux sanguin avec une augmentation de $0^{\circ 8}$ à $3^{\circ 4}$ centigrade dans le premier groupe, de $0^{\circ 3}$ à $0^{\circ 6}$ centigrade dans le deuxième groupe et de $0^{\circ 1}$ à $0^{\circ 7}$ centigrade dans le troisième groupe. 27 de ces sujets avaient une sensation de chaleur dans leurs mains correspondant à l'augmentation réelle du flux sanguin dans les doigts. 2 sujets, malgré une sensation subjective de chaleur montrèrent une diminution du flux sanguin. Les 6 autres sujets ne ressentirent pas de sensation de chaleur dans les mains; néanmoins 5 d'entre eux montraient une augmentation de ce flux sanguin. Un seul sujet n'avait pas de sensation de chaleur dans les mains et avait une diminution de son flux sanguin. 25 des 32 sujets qui présentaient une augmentation du flux sanguin virent celui-ci revenir à l'état antérieur lorsque la concentration passive était arrêtée, cependant que 7 sujets montraient une augmentation persistante du flux sanguin pour un état stationnaire. 3 sujets qui avaient montré une légère diminution, revinrent à l'état normal lorsque la concentration passive était arrêtée.

Hohn et Langen, Schwarz et Langen, Fogel et Langen

ont montré dans une série de communications au IVe Congrès Mondial de Psychiatrie (14) que des résultats analogues pouvaient être obtenus par l'étude à l'aide du fluvograph d'après Hensel, dans l'étude des réactions vasculaires périphériques de la peau. On a ainsi pu démontrer, par des mesures objectives que des exercices de training autogène combinés à l'injection intra-veineuse de substances vasodilatatrices avaient une action nettement plus marquée sur la circulation périphérique que l'injection isolée de ces substances. La récupération d'une circulation normale au niveau du bras d'un patient soumis à une vasoconstriction extrême était en moyenne deux fois plus importante à la suite d'exercices de training autogène qu'en laissant le sujet simplement se reposer. Enfin, les auteurs confirment l'existence des premières réactions vasomotrices au training autogène dès l'exercice de la pesanteur; ces réactions atteignent leur maximum, cependant, lors de l'acquisition des sensations généralisées de pesanteur et de chaleur. Une constatation importante a été notée par ces auteurs: dès le début des exercices l'augmentation de chaleur objective peut être mesurée de façon symétrique à chaque main. Dans ces conditions, le fait pour le patient de ressentir au début des exercices de chaleur un réchauffement subjectif à un seul bras (le bras droit chez les droitiers) est à mettre sur le compte d'un facteur psychologique, qui est la concentration de l'attention sur cette partie du corps.

Enfin comme les autres auteurs, Langen et ses collaborateurs (14) ont pu constater qu'au tout début des exercices il existait une très discrète diminution de la chaleur qui augmente ensuite de façon progressive et continue pendant tout l'exercice, et ne diminue ensuite qu'en 15 à 30 minutes.

Là encore il s'agit d'une investigation en cours d'élaboration suivie par les spécialistes de la relaxation avec le plus grand intérêt.

C) MODIFICATIONS CARDIO-VASCULAIRES

1) *TENSION ARTERIELLE*

Les observations cliniques montrent que chez les hypertendus il se produit une diminution de l'ordre de 10 à 20% de la tension artérielle systolique et diastolique pendant les trois premiers exercices standard. D'autre part, certains auteurs ont émis l'opinion que les sentiments d'angoisse provoqués par la concentration passive sur le cœur pouvaient être en rapport avec une chute un peu brusque de la tension artérielle. Des études préliminaires de Luthe sur un groupe de 10 sujets dont la tension artérielle était normale n'ont pas montré de différences significatives dans les résultats d'avant et après quatre semaines de concentration, sur la pesanteur (3). Parfois même, la tension artérielle était augmentée. Ces réactions paradoxales n'ont pas pu jusqu'à présent être contrôlées ni expliquées. On pourrait cependant faire remarquer que la relaxation n'agit dans ce cas pas autrement que certaines médications hypotensives qui n'agissent pas sur une tension artérielle normale, mais diminuent une tension artérielle augmentée.

Il faut encore signaler la statistique présentée par Klumbies et Eberhardt au IVe Congrès Mondial de

Psychiatrie (14): chez 26 patients âgés de 14 à 64 ans et à tension artérielle trop élevée (tension artérielle « moyenne » 165/100 mm Hg) quatre mois de traitement par training autogène, utilisé seul, ont amené la valeur de cette « tension artérielle moyenne » à descendre à 130/90 mm Hg. Il semble que ces patients ne présentaient pas de lésions organiques évidentes pouvant être considérées comme à l'origine de cette hypertension artérielle.

2) *FREQUENCE CARDIAQUE*

Des modifications significatives de la fréquence cardiaque ont été observées fréquemment pendant la concentration passive sur diverses formules. On peut distinguer:

a) l'augmentation ou la diminution de la fréquence cardiaque après concentration passive sur des formules correspondantes par exemple: « mon cœur bat lentement — vite »).

b) des changements de la fréquence cardiaque survenant de façon habituelle pendant les exercices standard chez des patients indemnes d'affection cardiologique.

c) l'effet des exercices standard ou de formulations organo-fonctionnelles sur le rythme cardiaque, chez des patients souffrant de troubles cardiaques (ex.: tachycardie).

Binswanger a étudié la diminution ou l'augmentation volontaire du rythme cardiaque dans un groupe de 9 sujets bien entraînés, testés de façon répétée. 5 de ces sujets réalisaient des modifications significatives allant jusqu'à plus ou moins 25 % de leur rythme cardiaque normal au repos (1).

Stokvis relate que plusieurs auteurs ont été frappés par cette possibilité pour l'individu en état de suggestion ou d'hypnose de modifier son rythme cardiaque (Flatau, Jenness et Wible).

L'influence du premier exercice standard sur le rythme cardiaque a été étudiée par Luthe (3). Dans un groupe de 15 patients névrosés, indemnes de troubles cardiaques, l'auteur a enregistré le rythme cardiaque avant l'apprentissage du training autogène et après quatre semaines d'entraînement à l'exercice de la pesanteur. Avant le début des exercices, on ne pouvait constater aucune modification significative chez le sujet au repos, mis en posture de relaxation, les yeux fermés. Au bout d'un mois, le sujet maîtrisant de façon satisfaisante l'exercice de la pesanteur, chaque séquence (180 secondes) de cet exercice, produisait une diminution légère (5 %), mais significative de la fréquence cardiaque. Pendant l'intervalle de 5 minutes suivant l'exercice, on note une augmentation légère, mais non significative, du rythme cardiaque. En général, au cours de cette étude et d'autres travaux relatifs aux mêmes phénomènes, on constate que le rythme cardiaque s'accélère chaque fois que le cours des exercices est troublé par des pensées parasites, une activité motrice (éternuement, toux, petit mouvement, parole), ou des stimuli externes (bruit inattendu). Il faut remarquer à cet égard qu'en dépit de ces facteurs de distraction et des modifications concomitantes du rythme cardiaque et de la tension artérielle, les sujets rapportent que la sensation de pesanteur persiste dans la mesure où elle a pu se manifester au début de l'exercice.

Chez les malades présentant une tachycardie fonctionnelle, l'effet modérateur du premier exercice standard sur la fréquence cardiaque est plus marqué que chez les autres sujets. On observe couramment une diminution du rythme cardiaque variant de 5 à 15 % pendant une période de 3 minutes de concentration passive sur la pesanteur.

3) *ELECTROCARDIOGRAMME*

D'après une expérience en cours portant sur de longues années, dont les résultats nous sont communiqués régulièrement, Polzien (4) présente des résultats électrocardiographiques portant actuellement sur 55 patients. 20 de ces patients ont un électrocardiogramme normal, 35 d'entre eux ont des dénivellations du segment ST ou des aplatissements de l'onde T sans autre élément pathologique. Chez ces 55 sujets d'expérience on étudia le déroulement de l'électrocardiogramme pendant l'exercice de pesanteur du training autogène « qui n'a pas été prolongé au-delà d'une heure »; puis aussi rapidement que cela était possible aux patients, on leur proposait de passer d'une déconnexion complète à un état hypnotique. L'électrocardiogramme était étudié, avant, pendant et après cette expérience, dont voici les résultats: en ce qui concerne la fréquence cardiaque, on nota chez 46 patients une diminution allant de 1 à 24 battements par minute. Dans 9 cas, il y eut une légère élévation de la fréquence cardiaque; la diminution moyenne était de 4 par minute.

Chez 28 des 35 patients présentant des anomalies

électrocardiographiques, on put constater une normalisation du segment ST et (ou) une élévation de l'onde T de 0,05 millivolt et plus. Chez 5 autres patients les changements ne furent pas significatifs; chez les 2 derniers patients de ce groupe il y eut une augmentation des anomalies.

Chez 10 des 20 patients ayant un électrocardiogramme normal, on notait une élévation du segment ST et (ou) une augmentation de l'onde T de 0,05 millivolt ou plus.

On ne peut actuellement déterminer de corrélations entre la fréquence cardiaque et les changements des patterns électrocardiographiques.

Etant donné qu'une telle corrélation existe normalement, on peut penser qu'ici le phénomène observé n'est pas dû à des modifications du rythme cardiaque de ces malades. Il ne semble pas non plus que ces modifications aient un rapport avec les changements du métabolisme de base. Le mécanisme pourrait être double, d'une part une action du training autogène sur le « tonus sympathique », et d'autre part une action spécifique sur le muscle cardiaque, action qu'on peut rapprocher des effets produits par le training autogène sur la musculature lisse du tube digestif par exemple.

Après l'exercice de la pesanteur on note à nouveau une légère aggravation de l'électrocardiogramme souvent moins importante qu'avant l'exercice.

H. Kenter signale que dans un groupe de 70 patients souffrant de troubles cardiaques divers et traités exclusivement avec le training autogène, 55 d'entre eux n'ont plus eu de troubles ultérieurs pendant une période de contrôle de plusieurs années. Cet auteur présente un certain nombre de courbes montrant la disparition d'extra-systoles sous l'influence de l'exercice de pesanteur du training autogène (4).

D) MODIFICATIONS DE LA RESPIRATION

Les modifications respiratoires survenant pendant les différents exercices standard ont été étudiées par W. Luthe (3). Ces études ont porté sur des sujets normaux, des sujets névrosés et des malades atteints d'asthme bronchique: l'auteur a pu observer que chacun des 6 exercices standard avait un effet spécifique sur la coordination nerveuse et la régulation des divers facteurs de la fonction respiratoire. Des modifications significatives ont pu être mises en évidence en ce qui concerne:

1) la fréquence respiratoire;

2) l'amplitude de la respiration thoracique et abdominale;

3) la durée de l'inspiration et de l'expiration;

4) le quotient inspiration/expiration;

5) le mode d'innervation respiratoire tel qu'il se reflète dans les pneumogrammes abdominaux et thoraciques.

La concentration passive sur la pesanteur dans les bras et les jambes a un effet normalisateur sur les modes perturbés de respiration abdominale et thoracique; il en est ainsi dans l'arythmie respiratoire, certains symptômes spasmodiques, et d'autres irrégularités du rythme.

Dans un groupe de 15 sujets bien entraînés à la

relaxation (comprenant 13 médecins), les modifications suivantes ont été observées:

a) une diminution rapide (30 à 60 %) de la fréquence respiratoire;

b) une augmentation significative de la durée de l'inspiration et de l'expiration;

c) une augmentation du quotient inspiration/expiration.

Pendant la période suivante de concentration passive sur la chaleur (2 minutes), il se produit un renforcement de la tendance à l'approfondissement de la respiration thoracique et abdominale. En outre, cet exercice semble prolonger, en les augmentant, les effets produits par la concentration passive sur la pesanteur. Dans la majorité des cas, des modifications variables du mode de respiration ont été enregistrées. La formule « mon cœur bat calmement » renforce les effets des deux premiers exercices.

L'exercice suivant de concentration passive sur la respiration produit un renforcement significatif des changements respiratoires déjà bien amorcé par les trois premières formules standards. Si l'on compare avec l'exercice du cœur, on constate que le rythme respiratoire continue à diminuer et que les périodes d'inspiration et d'expiration continuent à se prolonger. Il existe également une augmentation légère, mais continue, de l'augmentation de l'amplitude thoracique.

Le quotient inspiration/expiration atteint ici sa valeur la plus élevée (0,955; le quotient normal étant compris entre 0,656 et 0,712). Enfin, différentes modifications individuelles du mode respiratoire ont pu être notées chez la majorité des sujets.

L'exercice du plexus solaire donne lieu à une série de modifications dont les tendances sont contraires aux effets cumulatifs des quatre premiers exercices. Il existe notamment une réduction significative de la phase inspiratoire et une diminution correspondante du quotient inspiration/expiration. Des modifications du mode de respiration surviennent également.

La tendance à un retour vers des valeurs respiratoires normales est encore renforcée par la concentration passive sur la formule spéciale de la tête. Pendant cet exercice, les données révèlent une augmentation significative de la fréquence respiratoire et une diminution de l'amplitude abdominale. Les aspects qualitatifs des pneumogrammes ont alors tendance à ressembler à un mode normal de respiration.

Il n'existè pas de différence significative entre les données obtenues immédiatement avant et après les exercices. Cependant, pendant la période qui suit de 5 minutes la fin des exercices, on note quelques phénomènes intéressants comme par exemple une augmentation du quotient inspiration/expiration.

Polzien étudia spécialement les modifications du volume respiratoire par minute pendant l'exercice de pesanteur du training autogène. 12 patients ont été étudiés en deux séries comprenant 20 mesures (4). Sept de ces sujets présentaient une hyperthyroïdie; dans l'ensemble, ils pratiquaient le Training Autogène depuis un à dix-huit mois.

Dans tous les essais on remarqua une diminution du volume respiratoire, en même temps que s'installait l'état de déconnexion, dès l'exercice de la pesanteur. Cette diminution était en moyenne de 14,2 %. L'auteur souligne qu'il est d'un intérêt tout particulier que le volume respiratoire diminue pendant la concentration passive sur la pesanteur, même en présence de facteurs émotionnels qui sont reflétés par une consommation accrue d'oxygène. Cependant on n'a pas noté de corrélation entre la diminution du volume respiratoire et les modifications de la consommation d'oxygène. La diminution du quotient respiratoire commence en même temps que l'exercice. Il atteint des valeurs de l'ordre de 0,7.

L'auteur émet l'hypothèse que ces modifications respiratoires telles qu'elles apparaissent pendant l'exercice de la pesanteur, sont dues à une réduction de la sensibilité du centre respiratoire.

A. Jus et K. Jus ont également eu l'occasion d'étudier les courbes respiratoires dans leurs tracés polygraphiques sous training autogène (4). Les changements du mode de respiration avec ralentissement et aplatissement du pneumogramme surviennent avant les changements de l'électroencéphalogramme. Au moment où les modifications de l'électroencéphalogramme sont nettes, on note une corrélation étroite entre la courbe pneumographique et ces modifications E.E.G. La courbe pneumographique commence à diminuer et à s'aplatir au moment de la diminution de voltage de l'activité alpha. Elle est plus nette et apparaît de façon synchrone avec les bouffées de thêta antérieur et de thêta généralisé. En essayant de différencier la respiration thoracique et abdominale, on constate que cet aplatissement du pneumogramme est le résultat d'un changement du type de respiration qui d'abdominale devient thoracique (chez l'homme). Ce changement du type de respiration n'est pas perçu par le sujet d'expérience. Cependant, si on lui demande de se concentrer sur sa respiration, il est susceptible de percevoir cette modification. Ces observations avaient déjà été faites par J. H. Schultz. Bien entendu lors de ces expériences les études de réactivité montrent une accélération de cette courbe respiratoire et un retour au type abdominal de respiration, lors de l'application d'un stimulus externe.

Les courbes polygraphiques de P. Geissmann (13) montrent également au niveau de la courbe respiratoire certaines modifications. La technique étant différente, ces modifications n'ont pas été semblables à celles de l'expérience précédente. En effet la courbe respiratoire fut enregistrée à l'aide d'un couple termo-électrique enregistrant la variation de température en avant de la bouche du patient (dispositif Alvar). Ces courbes montrèrent une augmentation en amplitude et une modification du quotient inspiration/expiration absolument comparables à celles décrites par Luthe (13).

E) MODIFICATIONS AU NIVEAU DE L'APPAREIL DIGESTIF

Ikemi et ses collaborateurs (4) décrivent des expériences extrêmement originales, à l'aide de l'instrumentation décrite ci-dessus. Ils montrent que chez 5 sujets utilisant la concentration passive sur la chaleur dans la région de l'estomac (plexus), la sensation de chaleur dans l'aire abdominale supérieure s'accompagna d'une augmentation du flux sanguin, mesurable au fluxmètre. En même temps le thermomètre montra une augmentation de la température de la peau à ce niveau, entre 0,8° et 1,6° centigrade. A la fin de la concentration passive, le flux sanguin revint à la normale dans tous les cas. Ici les électrodes étaient placées sur la paroi abdominale. Chez les mêmes cinq sujets, on expérimenta ce qui se passe au moment de la formule « mon front est agréablement frais ». 3 sujets sentirent cette sensation de frais au niveau du front, et montrèrent une diminution du flux sanguin en même temps qu'une diminution de la température de la peau entre 0,6° et 1,2° centigrade. Un sujet montra une légère augmentation du flux sanguin et une augmentation de la température de la peau de 0,2° centigrade en dépit de la sensation de fraîcheur au niveau du front. Le dernier de ces 5 sujets ne sentit pas de sensation de frais, et il n'y eut aucun changement dans le flux sanguin. A l'arrêt de la concentration passive, le flux sanguin redevint normal chez tous les sujets.

Dans des mesures de plus en plus poussées, des électrodes furent fixées à la surface d'un ballon qu'on fit remonter à travers l'anus jusqu'au niveau du sigmoïde. Le ballon étant gonflé d'air, les électrodes pouvaient ainsi être appuyées contre la surface muqueuse de la région, ce qui permettait d'obtenir un enregistrement simultané des mouvements du colon et des changements dans le flux sanguin. Ceci fut pratiqué chez 3 sujets; l'observation des changements du flux sanguin au niveau de la paroi du sigmoïde au moment des exercices standard ne donna pas lieu à des modifications caractéristiques. Des modifications survinrent cependant sous la forme d'une augmentation graduelle au moment de la concentration passive sur la formule « le bas de mon ventre est chaud » (my lower abdomen is warm); en même temps, les mouvements péristaltiques se trouvaient activés. L'augmentation du flux sanguin et du péristatisme de la paroi disparurent à l'arrêt de la concentration passive.

Enfin des observations intensives purent être faites chez un sujet porteur d'une fistule gastrique à la suite d'une intervention chirurgicale. Chez ce sujet, les modifications du flux sanguin au niveau de la paroi gastrique purent être étudiées. Des électrodes furent fixées à la surface de la muqueuse gastrique à travers la fistule. Un enregistrement simultané des modifications du flux sanguin et des mouvements de l'estomac a pu être réalisé au moyen du fluxmètre d'impédance et du système du ballon. Chez ce sujet on put répéter l'expérience six fois avec chaque fois les mêmes résultats. Pendant que le patient faisait les exercices standards du training autogène, le flux sanguin de la paroi gastrique montrait d'abord une légère diminution pendant environ une minute puis une augmentation progressive. A l'arrêt des exercices le flux sanguin revenait à l'état antérieur. L'enregistrement de la motilité gastrique montra que l'activité péristaltique s'accélérait dès le début des exercices avec des modifications progressives de l'aspect de la courbe elle-même; à l'arrêt des exercices la motilité gastrique reprit son aspect habituel presque immédiatement. Au moment de la concentration passive sur la chaleur dans la région abdominale (« mon plexus solaire est tout à fait chaud ») les modifications étaient les plus fortes.

On peut considérer ces dernières expériences comme cruciales; il est souhaitable que d'autres laboratoires puissent la répéter, ce qui est d'autant plus facile que les auteurs, dans leur texte clair et minutieux, ont pris le soin de donner tous les détails de leur technique et de leur délicate instrumentation.

Sapir et Reverchon (4) et Sapir et Dehouve (14) décrivent une expérience également très élégante, actuellement en cours d'élaboration et dont les premiers résultats ont été communiqués au IVe Congrès Mondial de Psychiatrie. Il s'agit d'études radio-cinématographiques de la motricité digestive. Deux films sont pris à quelques jours d'intervalle, après une courte investigation du sujet assurant l'absence de tout événement nouveau, le deuxième étant fait sous training autogène. Des modifications cinétiques et toniques importantes peuvent être constatées. On remarque une modification de l'allure générale du transit avec passage « majestueux » sans à-coups, sans changement de rythme. Le cardia et le pylore s'ouvrent largement et se ferment sans bâiller. Ces modifications se répercutent même sur la cinétique de l'intestin grêle. Les auteurs ont pu suivre ainsi des sujets normaux et des patients atteints de troubles digestifs fonctionnels, mais aussi d'ulcères, de hernies hiatales et de troubles consécutifs à la gastrectomie. L'effet de la relaxation est ainsi comparé aux épreuves radiologiques sous agents pharmacodynamiques.

2. *MODIFICATIONS GENERALES*

Les expériences qui viennent d'être décrites ont pour visée d'objectiver ce qui se passe au niveau des systèmes, des appareils ou des régions soumises à la concentration mentale. Il semble bien qu'on soit autorisé à en conclure que s'il s'agit de phénomènes « suggestifs », il ne s'agit pas de phénomènes « illusoires ». Mais le processus global de la relaxation intéresse l'ensemble de l'organisme; à partir du moment où l'on admet, après vérification, que des exercices de concentration mentale puissent provoquer des phénomènes physiologiques, on peut penser que ces modifications ne se cantonneront pas aux endroits sur lesquels opèrent la concentration, mais pourront intéresser l'ensemble de l'organisme. C'est ainsi qu'on pourrait expliquer le mécanisme thérapeutique du training autogène dans des affections sans lien étroit avec les formules standard. On explique ainsi également que les méthodes qui n'utilisent que la concentration sur la pesanteur, voire sur l'activité musculaire et sur la chaleur puissent également donner des résultats dans des secteurs de l'organisme non visés explicitement par la concentration mentale.

Marchand (13) a pu montrer des modifications survenant pendant les exercices de training autogène dans certaines constantes sanguines. Chez 20 étudiantes infirmières pratiquant le training autogène, l'auteur étudia la glycémie et le taux des leucocytes. Ces déterminations furent faites à des intervalles de 3 minutes, 4 fois avant de commencer les exercices, à la fin de chacun des 5 premiers exercices standard, après un sixième exercice « mon foie est très chaud » (Lebergegend intensiv strömend warm), et deux fois après la fin des exercices. En ce qui concerne la glycémie on constate une légère augmentation de son taux pendant les trois premiers exercices standard; le quatrième exercice de respiration montre une légère chute de la glycémie suivie à nouveau par une nouvelle augmentation au moment du cinquième exercice standard. A ce moment la concentration passive sur la chaleur dans la région du foie donne lieu à une élévation significative. Le taux de la glycémie après les exercices montre une chute brutale de ses valeurs, qui restent cependant un peu plus élevées que lors du contrôle initial. En ce qui concerne les globules blancs, il existe pendant la phase de contrôle avant les exercices et pendant le premier exercice standard une légère tendance à l'augmentation. Cette tendance est inversée du second au quatrième exercice. Le cinquième exercice et la concentration passive sur la chaleur dans la région du foie montrent une augmentation marquée, qui atteint son maximum 3 minutes après la fin de la concentration passive (1re évaluation de contrôle après la fin de l'exercice). Le deuxième contrôle après la fin des exercices montre un chiffre de globules blancs égal à celui qui avait été déterminé avant les exercices.

Dans le même ordre d'idées, Luthe (4) a étudié le taux du cholestérol sanguin chez un groupe de 20 patients souffrant de désordres psychonévrotiques divers. Les déterminations de la valeur du taux de cholestérol ont été faites dans des conditions bien précises à 8 h 30 du matin et à 14 heures, soit avant soit au début d'un traitement par training autogène. Un second calcul était fait plus tard, après des périodes variables de pratique régulière des exercices standard du training autogène. Dans les intervalles entre ces deux calculs, 10 patients avaient reçu des médications antidépressives et tranquillisantes (Imipramine, Méprobamate,

Chlordiazepoxyde) pendant des périodes de temps varié — 2 à 20 semaines. En raison de la possibilité, qui existe, que ces médicaments aient pu influencer le taux du cholestérol, l'auteur a pratiqué un calcul d'analyse de variance pour comparer les deux groupes de 10 malades ayant reçu des médicaments et n'en ayant pas reçu.

Les résultats de cette expérimentation sont les suivants:

1) l'auteur n'a pas trouvé de différence significative entre le groupe qui a reçu une telle médication et le groupe qui n'en a pas reçu.

2) dans les deux groupes il y eut une différence significative entre la première et la deuxième prise de sang, différence allant dans le sens d'une importante diminution.

3) l'auteur n'a pas trouvé de corrélation entre la période de temps séparant les deux prises de sang (calculée en semaines) et les modifications du taux du cholestérol.

4) il n'y a pas eu non plus de corrélation entre ces modifications et l'âge ou le sexe des patients.

5) les modifications du taux du cholestérol sont plus importantes et plus variables chez les patients qui reçoivent des médicaments, ce qui peut vouloir dire que les patients dont l'état nécessite la prise de médicaments peuvent avoir une telle tendance.

Quoi qu'il en soit ces résultats indiquent que la pratique régulière du training autogène se trouve être associée avec une diminution significative du taux de cholestérol dans un important pourcentage de cas, avec une tendance pour les valeurs initialement très marquées à descendre plus rapidement.

Luthe (4) a étudié d'autre part, chez un groupe de 20 patients présentant des troubles psychonévrotiques divers, l'iode protéique et l'iode total sérique, au début et pendant des traitements par training autogène. Cliniquement 17 de ces patients pouvaient être considérés comme normaux au point de vue thyroïdien, deux d'entre eux présentaient de multiples manifestations de thyréotoxicose et l'un d'eux présentait un hyperthyroïdisme subclinique. 10 patients sur les 20 avaient reçu pendant ces périodes des médications antidépressives ou tranquillisantes. Les prises de sang étaient faites de la même façon et aux mêmes heures que dans les expériences précédentes. Fait notable, le personnel du laboratoire qui effectuait les mesures n'était pas au courant de l'expérience en cours. Voici les résultats de cette expérience: au cours du traitement par training autogène, les valeurs élevées de l'iode protidique avaient tendance à diminuer alors que les valeurs basses avaient tendance à augmenter. Pendant ce temps, les valeurs initiales de l'iode protidique se rapprochaient de la normale ou ne montraient pas de modifications particulières. 15 sujets sur 20 montraient une baisse appréciable de la valeur de l'iode sérique total. La correspondance entre les valeurs de l'iode protidique et de l'iode sérique avait également tendance à se normaliser. Cependant le petit nombre de sujets en expérience et la multiplicité des facteurs en cause ne permet pas de valider cette recherche de façon absolue. Elle n'en indique pas moins l'existence d'une tendance à la normalisation des fonctions de la glande thyroïde.

Polzien (4) décrit une expérience plus simple d'étude du métabolisme de base pendant un exercice de concentration sur la pesanteur d'une durée d'un quart d'heure; 11 mesures ont été faites avec six patients montrant des degrés divers d'hyperthyréose. Cette étude montra une diminution du métabolisme de base d'une moyenne de 5,2 %. Plus particulièrement chez 3 patientes ayant un métabolisme de base à + 89 %, + 84 % et + 56 % respectivement, on appliqua un traitement exclusivement diététique et de repos, et on leur prescrivit de pratiquer des exercices de concentration sur la pesanteur d'une durée prolongée allant jusqu'à 2 heures chaque jour. La première patiente a vu son métabolisme se normaliser, en même temps que son poids augmentait, au bout de 8 mois 1/2, la seconde patiente, au bout de 10 mois 1/2, la troisième au bout de 6 mois; un contrôle au bout respectivement de 8 ans et 3 mois, 7 ans et 6 mois et 8 ans, montra qu'il n'y avait pas eu de rechute pendant cette période et qu'il n'y avait pas à ce moment-là de manifestation d'hyperthyroïdie. Le test à l'iode radioactif confirma la guérison.

Signalons enfin un travail d'Alnaes et Skaug (4) sur des modifications du taux de la Cortisone sanguine au cours de l'hétéro-hypnose ainsi que de la concentration passive sur les formules de pesanteur et de chaleur du training autogène:

Deux groupes de patients furent ainsi examinés. Le premier groupe se composait de 12 personnes en bonne santé ne connaissant pas le Training Autogène;

le deuxième groupe se composait de 8 personnes, en majorité des médecins, pratiquant le Training Autogène. Les prises de sang pour la mesure du taux de Cortisone ont été faites pendant les exercices, après un repos d'un quart d'heure, et cinq minutes après la fin, soit de l'hétérohypnose, soit de la concentration passive, sur les formules de pesanteur et de chaleur. La concentration des 17 hydroxy-corticostéroïdes était mesurée par la méthode de Petterson et collaborateurs.

En ce qui concerne l'hétéro-hypnose, 5 personnes sur 11 montrèrent une diminution lente du taux de Cortisone nettement plus importante que celle qu'on observe au repos normal. Ce taux continuait à diminuer après la fin de l'hypnose chez plusieurs sujets. Par contre on nota une augmentation du taux de Cortisone chez 6 sujets; l'exploration psychologique chez ces sujets montrait précisément une certaine anxiété et un énervement consécutif à l'expérience de l'hypnose; l'augmentation du taux de Cortisone chez ces sujets est à mettre par conséquent sur le compte d'un stress. Dans le deuxième groupe, chez 5 sujets qui avaient pratiqué le Training Autogène pendant deux semaines, deux ont obtenu une bonne relaxation et ont montré une diminution plus prononcée du taux de Cortisone; ce taux augmentait à nouveau dès la cessation de l'exercice. Les trois autres sujets n'ont pas pu obtenir un état autogène et ont montré au contraire une augmentation du taux de Cortisone. Les trois derniers sujets du second groupe, qui avaient pratiqué le Training Autogène pendant six mois, ont réussi une relaxation profonde, cliniquement bien objectivée. Chez ces sujets la diminution du taux de Cortisone était plus rapide que dans le premier groupe, et a continué après la fin de l'exercice. Chez l'un de ces sujets les graphiques donnés par l'auteur montrent une diminution en 20 minutes du taux de Cortisone de 33,7 à 15,4 gamma pour cent. Les auteurs voient dans ces résultats une confirmation des idées de Schultz sur les corrélations somatiques de la déconnexion organismique et des hypothèses physiologiques de Luthe sur le passage par l'intermédiaire de cette déconnexion à un état trophotrope caractérisé par une prédominance du système parasympathique.

3. *ETUDE EXPERIMENTALE DES PHENOMENES SE DEROULANT AU NIVEAU DU SYSTEME NERVEUX CENTRAL*

A) LE REFLEXE PSYCHO-GALVANIQUE

Le réflexe psychogalvanique est constitué par un électrodermogramme, c'est-à-dire par l'enregistrement des variations de résistance cutanée qui se produisent lors de modifications circulatoires périphériques, de phénomènes de sudation, et à l'occasion de stimuli sensoriels ou émotionnels. Il s'agit donc là d'une méthode particulièrement simple qui permet, dans le cas particulier du training autogène, d'étudier de façon objective la réactivité aux stimuli. Cette étude a été faite notamment par A. Jus et C. Jus (4, 6), par P. Geissmann et C. Noël (13). A. Jus et C. Jus indiquent (4) qu'ils ont pu étudier le réflexe psychogalvanique chez 15 adultes normaux; pendant les deux premiers exercices du training autogène les sensations de pesanteur et de chaleur ayant été obtenues, il ne se manifestait pas de réaction psychogalvanique; on ne remarquait de réaction qu'au moment où le sujet en expérience signalait, par un mouvement du doigt, qu'il était arrivé à ce stade. Chez des sujets entraînés depuis un temps assez long cette réaction diminuait graduellement. Ceci était très différent chez des sujets qui s'entraînaient depuis peu de temps. Les études de réactivité montrèrent à ces auteurs que certains stimuli notamment des stimuli non significatifs pour le sujet (un bruit indifférent par exemple) ne provoquaient pas de réaction psychogalvanique pendant l'état autogène, alors que des stimuli significatifs entraînaient un tel réflexe. L'analyse comparée des sensations rapportées par le sujet avec la réaction psychogalvanique indique que la perception du stimulus était toujours présente quand la réaction psychogalvanique était présente. En l'absence, par contre, de la réaction psychogalvanique, tantôt le stimulus était perçu, tantôt il ne l'était pas.

Des résultats analogues sont signalés par Geissmann et Noël.

Dans l'expérience de Jus et Jus, les sujets niant avoir somnolé ou dormi, « l'absence de sensations des sujets en réponse à certains stimuli serait donc due à un rétrécissement du champ de l'attention provoqué par la concentration sur les représentations somato-végétatives. »

B) ELECTROENCEPHALOGRAMME

Les résultats des recherches électroencéphalographiques faites chez des sujets en état de relaxanon donnent lieu à des résultats divergents. En fait, il est difficile de les comparer entre eux, en raison de la variabilité des conditions d'expérimentation et de la technique utilisée.

Certains auteurs observent des tracés E.E.G. ressemblant à ce que l'on observe dans le pré-sommeil, d'autres auteurs observent au contraire des modifications spécifiques très différentes.

a) *Recherches mettant en évidence des modifications analogues au « stade de pré-sommeil »*

C'est le cas d'A. Jus et C. Jus (6, 13) de Michaux, Lelord, Lauzel et Wintrebert (58), de Hirai (47), de Delay, Burger et Verdeaux (27), et de Kimura, Sasaki, Maeda et Ohno (14). Les figures observées se rapprochent de ce qui a été décrit comme stades de sommeil I, II et III et correspondant respectivement à la somnolence, à l'endormissement et au sommeil léger. Dans le premier stade le rythme alpha normal devient plus ample, puis au contraire diminue de voltage, devient plus rare, et voit baisser sa fréquence. Au stade II on note des phases d'aplatissement entrecoupées de bouffées lentes avec quelques rythmes rapides dans les régions antérieures, au stade III on note une activité lente thêta plus ou moins généralisée, et quelques bouffées rapides à 14 c/S. appelées spindles ou ondes sigma. Les stimulations auditives à ce stade entraînent l'apparition de pointes au vertex ou d'un complexe d'ondes appelé complexe K.

Sans vouloir détailler les travaux de ces divers auteurs, on note qu'en général les aspects trouvés lors du training autogène ressemblent à ces stades. Par contre les interprétations données de ces résultats sont tout à fait variables. C'est ainsi que Jus et Jus indiquent que malgré cet aspect du tracé électroencéphalographique ressemblant au pré-sommeil ou à l'endormissement, tous les patients ont rapporté à l'interview pratiquée à la fin de l'expérimentation, qu'ils n'avaient pas dormi. Les auteurs indiquent que précisément le maintien d'une concentration passive sur les formules autogènes était une condition *sine qua non;* à défaut apparaissait un état d'assoupissement. La même concentration passive permet au sujet de ne pas non plus passer à l'état de veille proprement dit, caractérisé par un aspect électroencéphalographique et de réactivité de veille.

Pour Kimura et ses collaborateurs l'état autogène serait constitué par un stade semblable au sommeil mais qui ne lui serait pas identique (14).

Delay et ses collaborateurs ont constaté « la plupart du temps la survenue d'un sommeil physiologique dont les différents stades sont généralement écourtés et comportant d'autre part de nombreuses images oniriques très probablement en relation avec l'aspect psychothérapique de cette méthode. Dans d'autres cas, le sujet semble dormir mais son tracé ne correspond pas au sommeil, et l'on peut supposer qu'il s'agit, alors, d'une sorte « d'autohypnose » n'ayant pas de caractère électroencéphalographique particulier » (Electroencéphalographie clinique, p. 189) (28; cf aussi 27).

b) *Expériences mettant en évidence des modifications spécifiques*

Il s'agit de travaux faits à Strasbourg par Rohmer et Israël (7) d'abord, puis Israël, Rohmer et Geissmann (8), et Geissmann et Noël (13), chez 24 sujets normaux pratiquant la méthode de Schultz depuis six mois; on enregistre deux types de modifications au cours des exercices; en premier lieu, lors des périodes où les sujets semblent particulièrement bien relaxés (et cela est le cas principalement pour l'épreuve du « chaud » et du « plexus ») on note une diminution d'amplitude de l'activité alpha qui semble disparaître complètement; l'analyse de fréquence de l'électroencéphalogramme à ce moment-là montre qu'il ne s'agit pas du même type de modifications que celui que l'on observe au stade I du sommeil, car la fréquence de base du rythme alpha n'est pas ralentie, elle fait au contraire l'objet d'une certaine condensation et tend à augmenter légèrement, cependant qu'il n'apparaît pas de rythmes rapides.

Indiquons que Michaux, Duche, Lelord, Wintrebert et Clausset-Appeyroux (12), signalent que « d'une manière générale au cours de la relaxation nous avons observé la régularisation de ce rythme et, une fois sur deux, son augmentation de fréquence.

Enfin, même dans les périodes de tracé aplati, il ne semble pas s'agir de désynchronisation, en raison de l'absence de rythmes rapides à l'analyse de fréquence.

D'autre part on note quelques périodes de silence électrique, avec oscillation thêta de la ligne de base, mais qui se différencient également de ce que l'on observe dans le pré-sommeil par l'apparition de graphoéléments paroxystiques de brève durée de 1/2 à 1 seconde un peu survoltés, qui ont paru différents de ce que l'on décrit habituellement comme complexe K. Enfin l'analyse de fréquence des tracés E.E.G. montre une augmentation de l'abondance de la fréquence principale alpha pendant l'exercice.

Les interviews pratiquées à la suite de ces expériences montraient que les oscillations thêta (ondes lentes trouvées habituellement dans le pré-sommeil) survenaient surtout chez les sujets qui avaient eu un moment de somnolence pendant l'exercice.

Pour ces auteurs ces modifications E.E.G. indiquent que l'état autogène s'accompagne de modifications spécifiques au niveau du système nerveux central, modifications qui sont différentes de celles qu'on observe au cours du pré-sommeil.

Ces divergences peuvent être interprétées à deux niveaux. A un premier niveau, méthodologique, il est évident que pour tenir compte des résultats qui seraient obtenus, il faut:

a) qu'une interview pratiquée après l'expérience chez des sujets dignes de foi ait été pratiquée et qu'on ait pu ainsi s'assurer qu'ils n'avaient pas dormi.

b) que les sujets aient pratiqué le training autogène depuis plus de six mois;

c) que les sujets ne présentent pas d'état névrotique cliniquement évident pouvant éventuellement entraîner des modifications fonctionnelles de l'électroencéphalogramme;

d) qu'on ait pris la précaution d'habituer les sujets aux séances d'enregistrement électroencéphalographique, de façon à éviter des réactions de surprise, d'anxiété ou bien de gêne dues à l'appareillage;

e) que les sujets soient rassurés sur la « normalité » de leur E.E.G.

A un deuxième niveau, il n'est pas impossible que, malgré l'effort de standardisation de la technique du training autogène de la part des différents expérimentateurs, il existe encore telle ou telle différence subtile dans la façon de se relaxer. Dans ces conditions, il est possible que ce ne soit pas tout à fait les mêmes états de conscience qu'on enregistre dans les divers laboratoires. Dans certains cas, l'état autogène, en supposant que le sujet soit bien réveillé et qu'il soit parfaitement déconnecté, pourrait avoir une tendance à être plus proche de l'état de pré-sommeil que de l'état de veille; dans d'autres cas, et c'est l'hypothèse de Luthe, Jus et Geissmann (57), l'état autogène se différencierait nettement du pré-sommeil; ceci nous amènera à examiner d'un point de vue neurophysiologique comment on peut essayer de situer l'état autogène, par rapport au continuum veille-sommeil (voir p. 209).

Lorsqu'on compare les travaux ci-dessus avec les recherches électroencéphalographiques pratiquées dans les états d'hypnose, tels qu'ils sont analysés par Chertok et Kramarz (24), on constate que les modifications de l'électroencéphalogramme au cours des états d'hypnose sont beaucoup moins importantes, lorsqu'elles existent, que les modifications constatées au cours de l'état autogène.

Delay et Verdeaux (28) ont pensé à rapprocher les états hypnotiques du stade I E du sommeil rencontré également dans le somnanbulisme, les terreurs nocturnes, les angoisses de l'endormissement. Ce stade I E est une subdivision introduite à la suite des études de Gastaut et de ses collaborateurs dans les stades

E.E.G. du sommeil: on y observe un tracé proche du tracé d'éveil alors que le sujet n'est pas conscient.

Dans l'état autogène on aurait affaire au phénomène inverse puisque le sujet est conscient et que son tracé comporte des modifications relativement importantes.

Signalons néanmoins que, dans une publication de G. S. Barolin au IVe Congrès Mondial de Psychiatrie (14), cet auteur indique que, dans ses expériences, les différences constatées au niveau de l'E.E.G. entre état autogène et état hypnotique ne lui paraissent pas démonstratives.

Cependant, tous les expérimentateurs ont indiqué que les recherches dans ce domaine étaient à poursuivre et à approfondir avant qu'on puisse en tirer des conclusions définitives.

C) ETUDE DES POTENTIELS EVOQUES

Une étude des modifications de la pointe au vertex a été publiée en 1964 par Michaux, Duché, Lelord, Wintrebert et Clausset-Appeyroux (12). La pointe au vertex est un grapho-élément, en général de faible amplitude, qui apparaît au vertex à la suite de stimulations auditives, visuelles, tactiles ou douloureuses. Cette étude a été faite chez des enfants en état de relaxation selon la méthode de Wintrebert. Les stimulations utilisées ont été sonores, visuelles, somesthésiques (tapes légères ou percussions à l'aide d'un marteau à réflexe) ou verbales. Les auteurs ont ainsi observé de nettes modifications d'amplitude de la pointe au vertex, sous l'influence de la relaxation. Alors qu'au cours des premières séances, les stimulations somatiques restent le plus souvent sans effet, au cours des séances III et IV pratiquées en général 15 à 20 jours après la première, ces grapho-éléments apparaissent de façon régulière à chaque stimulation. D'autre part, alors qu'au cours des premières séances de relaxation, la pointe au vertex est aisément déclenchée par le son, au cours des dernières séances, ce sont les percussions qui la provoquent de façon régulière. Les auteurs font remarquer à ce propos que le sujet étant à ce moment immobile et détendu, et ces percussions légères ne provoquant aucune manifestation extérieure, les réponses au vertex peuvent être dissociées de la réaction de sursaut, de l'effet de surprise et des modifications émotionnelles. La relaxation selon la méthode de Wintrebert semble donc entraîner « une certaine facilitation des voies associatives de la sensibilité ». Le fait qu'après quelques semaines de relaxation, ce ne soit plus le son, mais les percussions, qui provoquent de façon régulière la pointe au vertex, amène les auteurs à se demander si ceci est dû à « une concentration » du sujet sur son corps, concentration qui facilite les messages somesthésiques, et filtre au contraire les messages sensoriels auditifs ou visuels, ou s'il s'agirait, au contraire, d'une « libération » du sujet de « tensions » à retentissement somatique, libération qui faciliterait l'arrivée des messages d'origine somesthésique.

Les auteurs signalent d'autre part des phénomènes de facilitation. Les stimuli sonores sont répétés jusqu'à disparition de la pointe au vertex à cette stimulation. Puis on donne quelques percussions donnant des réponses régulières. Si on donne ensuite le son, les réponses observées sont amples et plus stables qu'avant l'extinction.

Les auteurs ont enfin le sentiment d'une certaine similitude entre l'action de neuroleptiques comme le Nozinan et l'action de la relaxation sur la pointe au vertex; cependant on n'observe pas sous Nozinan l'électivité de la facilitation pour les réponses somatiques; au contraire les réponses au son et à la lumière paraissent facilitées de façon préférentielle.

Ce dernier point nous paraît tout spécialement intéressant pour la psychophysiologie de la relaxation. Nous avons là un élément positif permettant de différencier la facilitation des pointes au vertex, au niveau d'un neuroleptique ayant tendance à introduire un état de somnolence et d'une méthode de relaxation.

L'un de nous (Geissmann P. avec Vincent J. D., Belin M. et Faure J.) a pu présenter au IVe Congrès Mondial de Psychiatrie (14) une étude préliminaire sur les potentiels évoqués visuels au cours de la relaxation par training autogène. Dans cette expérimentation l'enregistrement au niveau du cortex cérébral occipital du potentiel évoqué par un bref éclat lumineux a été réalisé en utilisant une méthode d'intégration comportant une mémoire capable de faire la sommation des potentiels évoqués et leur intégration, permettant ainsi d'éliminer les phénomènes aléatoires, tels que le bruit de fond cérébral et les artéfacts vasculaires. Les premières expériences de ce travail en cours montrent tout d'abord que l'enregistrement de ces potentiels évoqués visuels est possible pendant l'état de relaxation par training autogène. L'étude des premières courbes obtenues montre une forte variation en amplitude au niveau de la deuxième partie du potentiel évoqué visuel (potentiels négatifs III et VII de Ciganek) par rapport aux potentiels évoqués visuels obtenus à l'état de repos normal chez les mêmes sujets (20 sujets normaux). On remarque d'autre part une certaine stabilisation des réponses évoquées visuelles pendant l'état autogène alors que ces réponses sont en général variables lorsque l'expérimentation est pratiquée chez le sujet éveillé. La méthodologie de ce travail est présentée dans la thèse de M. Belin (18).

Les premiers résultats de ce travail sont donc encourageants et confirment l'opinion de Michaux et collaborateurs (12) qui proposent, avec l'étude des potentiels évoqués, un autre témoin E.E.G. que le tracé de base pour contrôler l'état de relaxation.

De même au IVe Congrès Mondial de Psychiatrie, Dongier et Degossely (14) ont étudié les potentiels évoqués au niveau du vertex par les stimuli sonores pendant l'état autogène. Ces auteurs ont noté dans la majorité des cas une diminution de la sensibilité subjective aux stimuli sonores ce qui leur paraît aller dans le sens d'une concentration du sujet; en effet, lorsque le sujet est traité à l'aide de neuroleptiques, ou lorsqu'il est en état de somnolence, ou lorsqu'il dort, l'effet obtenu est inverse.

Il peut être intéressant de comparer cette série d'expériences faites par des auteurs différents aux résultats présentés par Barolin et Beck (17); ces auteurs ont étudié les potentiels évoqués visuels au moyen d'un intégrateur chez des sujets placés dans un état hypnotique où la suggestion leur était donnée de considérer, pendant une partie de l'expérience, que la lumière était éloignée et peu intense. Si cliniquement la suggestion réussissait, c'est-à-dire, qu'effectivement, les sujets d'expérience percevaient ainsi une différence dans l'intensité lumineuse, ceci n'avait aucune influence sur les potentiels évoqués qui étaient les mêmes dans la série de contrôle et chez les sujets ayant subi la suggestion.

On note donc comme pour l'électroencéphalogramme de base, une différence assez nette entre ce que l'on peut constater dans les états autogènes et dans l'état hypnotique. L'état autogène semble réellement entraîner des modifications fonctionnelles au niveau du système nerveux, telles que le tracé électrique se modifie et que les réponses du cortex cérébral à des stimulations de divers ordres subissent également une modification. On peut dire aujourd'hui, que s'il nous est toujours impossible à partir de données expérimentales encore fragmentaires, décrites ci-dessus, de tirer des données précises d'ordre neurophysiologique, on peut émettre deux conclusions générales:

a) l'état de relaxation induit une modification fonctionnelle du système nerveux;

b) cette modification fonctionnelle semble bien aller dans le sens, non pas d'un endormissement, ou d'une distractibilité, mais d'une concentration.

4. *CONSIDERATIONS NEUROPHYSIOLOGIQUES*

Nous venons de passer en revue toute une série de faits expérimentaux. Ces expériences ont toutes été pratiquées avec des méthodes utilisant la technique de Schultz ou avec la technique de Wintrebert. Les considérations qui vont suivre concerneront donc ces techniques à l'exclusion de la technique de Jacobson, pour laquelle les renseignements font défaut.

Nous avons vu (p. 128), que l'état de relaxation induit par le mouvement passif chez l'enfant (Wintrebert) était semblable cliniquement à l'état autogène, et nous venons de voir qu'au point de vue de l'expérimentation neurophysiologique les mêmes similitudes se retrouvent. Il nous paraît donc justifié de réunir ces deux modalités d'état de conscience et de parler, par commodité, d'état autogène.

Que l'hypotonie corrélative de l'état autogène soit induite par des stimuli verbaux (Schultz) ou par la monotonie rythmée d'une mobilisation passive à effet décontractant (Wintrebert), nous avons à nous interroger de la même façon quant à la nature de son mécanisme central.

Bien que, comme on vient de le voir, il ne soit pas encore possible de se prononcer de façon précise sur ce mécanisme, il est néanmoins possible d'émettre des hypothèses.

A) ROLE DU TEMPS D'APPRENTISSAGE

La plupart des expérimentations faites au cours d'états de relaxation nous montrent que les manifestations objectives ne peuvent être constatées d'une façon stable qu'au bout de trois à six mois d'entraînement.

Il en est ainsi des travaux de Polzien (4): la chute de

la température rectale pendant le premier exercice standard ne survient pas pendant la période d'apprentissage; ce signe serait tellement constant que cet auteur considère que la chute de température rectale est un critère valable indiquant que le sujet maîtrise réellement le training autogène (13).

Il en est de même des expériences électroencéphalographiques; on peut remarquer qu'en général les expériences qui ne montrent pas de modifications de l'électroencéphalogramme ont été faites chez des sujets entraînés depuis moins de trois mois. Par ailleurs, les modifications qui apparaissent nettement ont été décrites chez des sujets entraînés depuis un temps prolongé. De même, on a vu dans les expériences de Michaux et collaborateurs que ce n'est qu'au bout de trois semaines à un mois chez l'enfant que les pointes au vertex apparaissent de façon régulière lors des stimulations somatiques.

L'étude des modifications psychodynamiques telle qu'elle se reflète dans les tests projectifs (étude de Luthe à l'aide du test de Wartegg) (13) montre également que pendant les quatre premiers mois d'apprentissage du training autogène, les modifications sont minimes; les réponses projectives montrent une normalisation progressive dès que ce stade est dépassé.

Le temps, envisagé ainsi, devient un facteur supplémentaire:

a) pour la validation de ces expérimentations;

b) pour indiquer qu'il se produit vraisemblablement une modification fonctionnelle au niveau du système nerveux central.

B) LA DIMINUTION DES AFFERENCES SENSORIELLES

Quelle que soit la méthode de relaxation utilisée, il se produit pendant l'exercice une diminution plus ou moins importante des perceptions visuelles, auditives et de la sensibilité superficielle, parallèlement à une augmentation très importante des perceptions cénesthésiques. Cette diminution des afférences sensorielles peut donc être rapprochée de ce qui se passe:

a) au cours des expériences de déprivation sensorielle où les sujets sont placés dans une enceinte obscure et acoustiquement isolée;

b) au cours du sommeil.

a) dans les expériences de déprivation sensorielle, il se développe chez le sujet des états de conscience très particuliers avec phénomènes hallucinatoires. Bien entendu ces états de conscience et ces hallucinations n'ont absolument rien de commun avec ce qui se produit au cours de la relaxation et leur tonalité est faite surtout d'angoisse. Une des différences est constituée par le caractère absolu, et non relatif, de la suppression des afférences sensorielles; on pourrait encore remarquer le caractère subi, passif et d'intentionnalité totalement différente de l'expérience en question.

b) Par contre, on reconnaît au sommeil un rôle « réparateur »: il procure la détente et le calme. Les censures inconscientes du Moi sont levées et permettent l'irruption au niveau du rêve des manifestations inconscientes. Ce processus naturel et qui conditionne l'équilibre psychique de l'individu, est toujours plus ou moins perturbé dans les affections névrotiques ou psychotiques.

La relaxation qui vient comme thérapeutique de ces états de déséquilibre pourrait dans cette perspective être conçue comme le conditionnement d'un mécanisme visant à rééquilibrer le processus hypnique perturbé.

Mais deux différences fondamentales apparaissent entre la relaxation et le sommeil; la première que nous nous excusons d'indiquer en raison de son évidence, c'est que précisément le sujet en état de relaxation ne dort pas; la deuxième est que, si les stimuli habituels externes ne sont plus perçus, comme dans le sommeil, ou au moins comme dans le sommeil léger, il existe cette accentuation que nous avons signalée de l'attention portée à son propre corps. Les états de conscience qui sont alors davantage à rapprocher des états de relaxation, sont les divers états de méditation et principalement les états d'extase yogique, où de la même manière, le sujet est devenu insensible aux perceptions sensorielles, ne dort pas, et se trouve tout entier concentré, dans le cas particulier non pas sur son corps, mais sur des processus de pensée.

C) HYPNOSE ET RELAXATION

L'hypnose, pas plus que la relaxation, n'est un état de conscience. La relaxation est une méthode permettant au sujet d'atteindre un certain état de conscience parallèlement à un certain état physiologique. L'hypnose est une certaine forme de relation interpersonnelle dans laquelle opère la suggestion de l'hypnotiseur. On peut amener un sujet à dormir sous l'effet d'une hypnose mais il s'agit alors d'un sommeil.

On peut amener aussi sous l'effet d'une hypnose un sujet à accomplir certains actes, à parler, à sentir ou à ne pas sentir quelque chose, ou à accomplir des actes après la séance d'hypnose sous l'effet de la suggestion; mais il s'agit alors d'actes isolés qui ne comportent pas un effet organismique. Ceci nous paraît expliquer pourquoi toutes les expériences physiologiques au sujet de l'hypnose sont aussi variables et contradictoires. Il n'existe pas pour l'hypnose en général de protocole d'expérimentation possible. Il n'existe d'expérimentation que dans la mesure où l'on pourrait comparer par exemple des états de sommeil induits par hypnose, des états d'anesthésie induits par hypnose ou même des états de concentration sur le propre corps induits par hypnose.

Par contre la relaxation amène le sujet à un état que nous avons décrit, qui, lui, reste constant et peut faire l'objet d'études objectives.

D) RELAXATION ET MECANISMES DU SOMMEIL

Les parentés signalées entre relaxation et sommeil ont amené W. Luthe à formuler un certain nombre d'hypothèses, sur les modifications physiologiques constatées dans le training autogène à la lumière des anciennes théories de W. R. Hess au sujet du sommeil (13). On sait qu'il existe pour Hess un centre diencéphalique du sommeil. Ce centre du sommeil aurait la fonction de préserver les ressources énergétiques, de protéger les tissus contre le surmenage, et de déterminer un état où se situe la réparation des changements structuraux. C'est le système « trophotrope ».

En regard, le système d'activation de Moruzzi et Magoun est en mesure de mettre l'organisme dans les meilleures conditions possibles vis-à-vis de son environnement surtout pour l'attaque et la défense. C'est le système « ergotrope ».

Normalement l'état de conscience oscille entre ces deux extrêmes, s'ajustant aux besoins de la situation, ce qui implique pour Hess le fonctionnement simultané et complémentaire des deux centres.

C'est dans cette perspective que Luthe émet l'hypothèse que la concentration passive serait susceptible d'entraîner un renforcement spécifique des modifications dans un sens trophotrope. Luthe ajoute que l'on pourrait penser que la concentration active, au contraire stimulerait les fonctions ergotropes et inhiberait les mécanismes trophotropes. En effet, les activités de nature « ergotrope », comme par exemple les mouvements, la parole, la mise en œuvre d'une action volontaire, l'énergie, l'attention, réduisent ou inversent les effets trophotropes de la concentration passive presque instantanément.

Dans ces conditions la pratique régulière de la relaxation pendant un certain nombre de mois serait susceptible d'entraîner un renforcement durable des fonctions trophotropes qui, par là même, permettraient une augmentation de l'efficience de l'activité ergotrope.

Cependant on sait que l'approche neurophysiologique des mécanismes de sommeil est en plein remaniement à l'heure actuelle. Après les critiques de Pavlov, pour qui le sommeil est dû à une inhibition d'origine corticale, et de Kleitman et Bremer pour qui l'origine du sommeil devrait être recherchée dans une diminution d'apport des impulsions sensorielles nécessaires à maintenir la vigilance, Moruzzi et Magoun, avaient attiré l'attention sur l'influence de la formation réticulée sur le niveau de vigilance. Actuellement le sommeil est considéré comme relevant de processus beaucoup plus dynamiques; il serait déterminé par des interactions subtiles entre différentes structures spécifiques du cerveau qui seraient activées par des impulsions sensorielles ayant une organisation spatio-temporelle appropriée.

Comme le signale D. B. Lindsley (55) « les systèmes de neurones du tronc cérébral et du diencéphale ne nous donnent pas seulement une base pour comprendre le sommeil et la veille, mais rendent aussi possibles quelques corrélations pouvant aider à la compréhension des événements neurophysiologiques du comportement et des événements psychologiques, qui aident à définir les limites des états variés, ou des gradations de l'attention et de la conscience. »

Les mécanismes en cause sont donc extrêmement complexes et Lindsley suggère que dans l'hypnose il existe une similitude frappante avec un état de conscience très éloigné du sommeil qui est l'attention sélective; en effet l'attention sélective est un état de conscience dans lequel nous dirigeons notre attention d'une façon toute spéciale (qui peut aller jusqu'à la fascination) sur un objet, un événement, une pensée donnée, ce qui diminue la connaissance que nous avons du monde extérieur, dans la mesure où il est étranger à cet objet, à cet événement, à cette pensée. De même il existe une certaine diminution des sensations de douleur pendant ce mécanisme d'attention sélective.

M. Jouvet (49) dans un travail datant, il est vrai, de plusieurs années déjà, rappelle qu'au cours du sommeil physiologique deux mécanismes inhibiteurs différents peuvent être distingués, l'un d'origine télencéphalique qui est responsable du sommeil central, mais laisse persister un certain niveau d'activité tonique périphérique. L'autre d'origine rhombencéphalique, plus archaïque supprime toute activité tonique périphérique, mais laisse persister une activité centrale (archéo-sommeil). Cet auteur indique que dans le cas particulier de relaxation qui est constitué par l'accouchement sans douleur, on pourrait s'expliquer les faits de la manière suivante. « L'attention de la parturiente est continuellement sollicitée par le médecin et fixée sur les mouvements respiratoires en particulier. Pendant ce temps les influx douloureux d'origine pelvienne seraient bloqués au niveau de relais sous-corticaux qui restent à être précisés ». Jouvet rappelle encore que nous pouvons être distrait d'une douleur au cours de certains efforts d'attention, et rapproche ces phénomènes des observations classiques où de grands blessés de guerre ne sentent leur blessure qu'après le feu de l'action.

En fonction de ces faits, Luthe propose le schéma suivant.

a) Il se produirait pendant les états de relaxation une forte diminution de l'activité réticulo-corticale. Il s'agirait là des systèmes d'activation diffuse non spécifique et d'activation régionale non spécifique. Cette diminution serait à mettre en rapport avec la diminution des afférences sensorielles et avec la concentration sur certains aspects du vécu corporel. Elle conditionnerait les modifications de l'électroencéphalogramme.

b) Il existerait d'autre part une diminution de l'activité thalamo-corticale. Il s'agirait là d'une activité en rapport avec les processus qui se trouvent à la base des potentiels évoqués. Nous avons vu en effet qu'on peut établir l'existence de modifications de ces potentiels dont le sens exact, d'ailleurs, reste à préciser après approfondissement des expérimentations en cours.

c) Il se produirait des modifications fonctionnelles dans toutes les structures en relation avec le système réticulaire.

E) L'ETAT AUTOGENE

L'étude clinique et expérimentale de l'état autogène suggère que dans la perspective d'un continuum veille-sommeil, cet état pourrait se placer à un niveau que l'on pourrait appeler stade de pré-assoupissement. Ce stade pourrait être considéré comme la phase initiale du pré-sommeil. Dans l'état autogène le sujet essaye de se maintenir quelque part entre l'état de veille et l'état d'assoupissement. L'entraînement pendant plusieurs mois, entraîne des manifestations fonctionnelles telles qu'il devient facile pour le sujet de se maintenir dans cet état « à la demande ».

La question reste posée de savoir si l'état autogène se situe réellement sur le continuum veille-sommeil selon le schéma *A*, ou s'il s'agit d'un état psychophysiologique particulier, au même titre par exemple que l'état d'extase. A ce moment l'apprentissage permettrait de ne plus passer par le stade de pré-assoupissement pour atteindre l'état autogène, mais d'y parvenir directement (schéma *B)* (57).

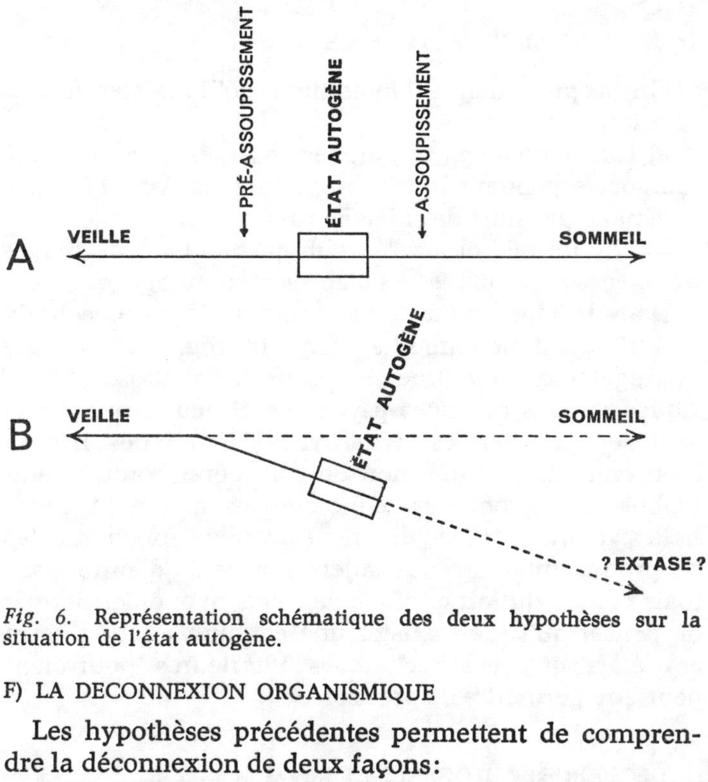

Fig. 6. Représentation schématique des deux hypothèses sur la situation de l'état autogène.

F) LA DECONNEXION ORGANISMIQUE

Les hypothèses précédentes permettent de comprendre la déconnexion de deux façons:

a) la déconnexion permet à la conscience de se maintenir de façon privilégiée à ce stade intermédiaire de pré-assoupissement;

b) la deuxième hypothèse suppose que la déconnexion permet de se détacher du continuum veille-sommeil et ceci d'une façon de plus en plus automatique, grâce à l'apprentissage.

G) LES DECHARGES AUTOGENES

On a pu émettre l'hypothèse qu'il existerait une relation entre:

a) les éléments paroxystiques observés dans la région temporale pendant le training autogène dans l'électroencéphalogramme de sujets normaux et

b) les formes observées cliniquement de décharges autogènes et les processus d'abréaction autogène.

Dans la mesure où des anomalies électroencéphalographiques fonctionnelles dans la région temporale ont également été trouvées dans les névroses hystériques et dans certaines psychoses, il peut être intéressant de comparer ces divers types d'anomalies. Il n'est bien entendu pas question de considérer comme semblables des anomalies pathologiques même fonctionnelles, d'une part, et des modifications fonctionnelles se produisant chez des sujets normaux d'autre part, mais l'étude du fait clinique des états hypnoïdes permet de penser qu'il doit exister une certaine relation entre ces états que des recherches ultérieures pourraient peut-être permettre de préciser.

H) DECHARGES AUTOGENES ET REVES

Dans la mesure où les décharges autogènes s'accompagnent d'une activité fantasmatique qui peut dans une certaine mesure être comparée à une activité onirique ou oniroïde (page 239), des recherches ultérieures devraient permettre d'étudier la correspondance qu'il pourrait y avoir entre ce qui a été récemment décrit comme image spécifique du rêve à l'électroencéphalogramme (sommeil paradoxal), et l'électroencéphalogramme qui pourrait être enregistré au moment de ces abréactions autogènes.

I) DECHARGES AUTOGENES ET EPILEPSIE

Il existe une certaine ressemblance au point de vue clinique entre le caractère soudain et paroxystique des décharges autogènes fonctionnelles chez des sujets normaux avec ce qu'on observe dans les crises d'épilepsie temporale. Comme il existe par ailleurs une certaine parenté au point de vue électroencéphalographique entre les bouffées temporales constatées au cours du training autogène, et les grapho-éléments des épilepsies temporales qui, souvent, ne sont pas beaucoup plus accentués, on peut se poser la question de la relation entre ces deux ordres de phénomènes apparemment très différents.

L'étude de Dongier et Barolin (4) qui montre une amélioration clinique des enfants épileptiques traités par training autogène, mais, parallèlement, une augmentation des grapho-éléments spécifiques de l'épilepsie, suggère une hypothèse sur la nature de cette parenté.

Cette hypothèse est la suivante; dans la conception de W. Luthe des décharges autogènes comme mécanisme régulateur de sécurité, permettant au cerveau de se « décharger » d'une énergie liée devenue mobilisable, on comprendrait l'amélioration clinique signalée par Dongier et Barolin; tout se passe comme si chez l'enfant épileptique il existait un certain « besoin » de décharge; chez les sujets non épileptiques, il existerait également un tel besoin mais qui se manifesterait de façon mineure.

*

* *

En conclusion de ce chapitre on pourrait dire que dans l'état actuel des connaissances on peut considérer qu'un apprentissage de trois à six mois des techniques de relaxation entraîne certaines modifications fonctionnelles au niveau du système nerveux central; ces modifications se produisent dans un sens en quelque sorte opposé aux modifications provoquées par les états de stress; le sujet ainsi entraîné devient capable de provoquer à volonté un état dans lequel sont favorisés au maximum les processus naturels de restauration, cependant qu'il se produirait un certain processus énergétique se manifestant sous forme de « décharges »; ces décharges se produiraient naturellement pendant le sommeil chez l'individu bien équilibré et seraient comme « bloquées » dans certaines circonstances pathologiques.

Pendant les exercices de relaxation eux-mêmes, et notamment avant que le sujet soit entraîné pendant plusieurs mois, les mêmes processus seraient à l'œuvre, mais de façon très transitoire et incomplète.

CHAPITRE V

IMPLICATION ET MODE D'ACTION PSYCHOLOGIQUES DES METHODES DE RELAXATION

Ce chapitre sera essentiellement consacré à l'étude de l'aspect psychologique et psychothérapique des méthodes utilisant la technique de Schultz, en raison de leur utilisation pratiquement généralisée, en regard de l'usage très limité qui est fait de la technique de Jacobson; d'autre part c'est aussi la technique qui a fait l'objet du plus grand nombre d'études.

Nous nous rapprocherons pour essayer de systématiser les phénomènes psychologiques du training autogène, de la classification utilisée par Kammerer, dans son article « La relaxation en Neuro-psychiatrie » (8). Nous envisagerons ainsi successivement les concepts caractéristiques suivants:

1° La concentration passive.
2° La suggestion.
3° L'abandon des contrôles.
4° La plongée introversive; la déconnexion organismique.

5° La rénovation cénesthésique; le narcissisme, l'image du corps.

6° La relation médecin-malade; les problèmes du transfert; la parole.

A) LA CONCENTRATION PASSIVE

Comme l'indique Kammerer « c'est l'attitude mentale qui s'oppose à la dispersion, à la distraction », appelée « Sammlung » par les auteurs de langue allemande. Cette attitude s'oppose ainsi radicalement à ce qui est souvent conseillé au public lorsqu'il est question de détente ou de « relaxation », en général. Il est courant de lire dans des articles de vulgarisation médicale de certains grands journaux, ou d'entendre conseiller: « ne pensez à rien », « videz votre cerveau », « chassez toutes vos pensées ».

C'est ici exactement du contraire qu'il s'agit. S'il est vrai que le sujet se détache du monde extérieur, en fermant les yeux et en se mettant dans des conditions d'isolement relatif, ce n'est pas pour faire le vide dans son cerveau, mais pour s'attacher avec davantage d'attention à son monde intérieur, au monde de son corps et de ses pensées.

Le fait que la concentration soit décrite comme passive par Schultz a pu induire en erreur. L'auteur a bien voulu nous préciser (communication personnelle) que dans la concentration *passive* « l'homme se sépare du dehors; il oublie la réalité; de plus en plus il commence à ' être ' son organisme, à découvrir les impressions du ' dedans '; il ne tâche pas du tout de ' faire ' quelque chose, d'attendre quelque chose »;

il reste dans un état dans lequel il porte « ses regards au niveau des impressions qui se développent quand il 'se donne' aux formules monotones et 'fatigantes'; sans aucune tension d'esprit, il se laisse aller 'comme en regardant un beau tableau ou en écoutant une belle musique' ». Par contre dit l'auteur, dans la concentration *active,* « l'homme est tout à fait 'dirigé' sur un objet externe ou interne (penser, etc.); il s'oublie soi-même; il ne sait rien de son corps; il est 'dans l'objet'; cet 'objet' peut aussi bien être constitué par les propres pensées du patient que, par exemple, par un sport difficile ou même dangereux. »

Toujours d'après Schultz, « on pourrait dire que les concentrations active et passive sont deux extrémités d'une polarisation fondamentale:

— être actif et s'oublier;

— être passif et se découvrir soi-même dans toutes les catégories de l'existence. »

On notera également une étude des conceptions théoriques de Naruse sur les différences entre la concentration active et la concentration passive (4, 62, 67). Dans une formalisation complexe, cet auteur, qui distingue la concentration (striving) et l'attention (attention), voit dans la concentration *active* une application active d'une volonté dirigée vers un but, l'accomplissement d'une formule, comme c'est le cas dans la vie quotidienne, la concentration *passive* consistant en un effort passif pour assurer une passivité fonctionnelle.

Le caractère passif de la concentration que l'on demande au patient de réaliser est donc un élément absolument essentiel, surtout si l'on songe que, parallèlement à cette attitude mentale, il se produit une détente musculaire. Une des difficultés de l'apprentissage du training autogène, au début réside précisément dans l'acquisition de cette façon passive de se concentrer; tout caractère actif de la concentration ne permet pas l'accès complet à l'état autogène et laisse persister des tensions musculaires résiduelles. Ceci est en rapport, comme le rappelle Kammerer, avec la difficulté éprouvée par les personnes atteintes de névrose de travail à se relaxer, et à la contre-indication relative à l'utilisation de cette méthode chez les sujets hypomanes ou instables psycho-moteurs.

B) LA SUGGESTION

Quel est le rôle de la suggestion dans le training autogène? Nous avons vu précédemment (page 58) qu'il y aurait lieu, si l'on veut comprendre le problème de la suggestion dans l'œuvre de Schultz, d'essayer de définir ce concept. Il ne s'agit pas en effet de se laisser persuader par un thérapeute que le corps est lourd ou que les membres sont chauds. On pourrait alors persuader ces individus suggestibles et d'intelligence limitée de n'importe quel autre phénomène. Ce problème est longuement traité par Schultz dans un chapitre non traduit dans la IIIe édition française mais dont on trouvera une traduction dans la Revue de Médecine psychosomatique (69). Dans ce chapitre où Schultz, grâce à son expérience du training autogène, arrive à donner une explication scientifique des phénomènes qui se produisent chez des malades traités par des charlatans (magnétopathes, guérisseurs, etc.) il indique: « quant au problème de la suggestion en général notre travail ne peut contribuer à son étude que de façon approchée, si prenant ce terme avec son sens moderne, on entend par suggestion une relation interpersonnelle, où les vécus réciproques sont influencés de façon déterminante par l'établissement d'une communauté, par le « nous » qui se forme. Sans tenir compte du fait que provoquer des états hypnotiques est, en ce sens et en règle générale, un effet de la suggestion, nous distinguons la déconnexion concentrative hypnotique caractéristique, de la problématique de la suggestion au sens moderne, et la considérons comme une modification de dispositions dans le domaine de la concentration ».

Une première définition du mot suggestion à écarter étant la simple persuasion, il reste à savoir de quelle façon la suggestion en tant que relation interpersonnelle est à distinguer de la déconnexion concentrative.

Freud avait déjà indiqué, qu'il était loin d'être superflu d'imposer à l'usage du terme de suggestion des règles conventionnelles « étant donné que le mot en question, qui trouve des applications de plus en plus larges, finit par perdre complètement son sens primitif et par désigner n'importe quelle influence »(39). Freud indiquait un peu plus loin que « lorsque l'individu englobé par la foule renonce à ce qui lui est personnel et particulier, et se laisse suggestionner par les autres, nous avons l'impression qu'il le fait parce qu'il éprouve le besoin d'être d'accord avec les autres membres de la foule, plutôt qu'en opposition avec eux; donc il le fait peut être « pour l'amour des autres » (ihnen zuliebe) ».

Pour Freud la suggestibilité de Bernheim « n'est autre

que la tendance au transfert, conçue d'une façon un peu étroite, c'est-à-dire à l'exclusion du transfert négatif » (38). Freud indique plus loin qu'on ne peut cependant assimiler purement et simplement suggestion et transfert et que la thérapeutique analytique, en explicitant constamment le transfert, va précisément à l'encontre du rôle suggestif joué par les relations libidinales médecin-malade dans toutes les autres techniques utilisant la suggestion.

L'éminent spécialiste de l'hypnose qu'est Chertok indique (25), qu'on ne peut pas assimiler purement et simplement le training autogène à l'hypnose suggestive, « c'est une technique bien codifiée qui introduit des éléments nouveaux n'existant pas dans l'hétérohypnose ou même dans l'autohypnose telle qu'elle est pratiquée d'habitude, c'est-à-dire en utilisant la suggestion délibérément ».

Parmi les auteurs qui ont essayé de systématiser la notion de suggestion, il faut bien entendu citer Pavlov (cité par Boule, p. 17) (21). La suggestion serait « une excitation concentrée d'un point ou d'une région définie des hémisphères cérébraux sous forme d'une excitation définie, d'une sensation ou de la trace de sa représentation, provoquée soit par une émotion, c'est-à-dire par l'excitation de la sous-corticale, soit venant de l'extérieur, soit produite grâce aux liaisons ou aux associations internes — excitation ayant reçu une signification déterminante et exclusive. Elle existe et agit ...parce que lorsque l'écorce est faible et son tonus bas, l'excitation est accompagnée par une induction forte et négative l'ayant isolée de toutes les autres influences extérieures. C'est le mécanisme de la suggestion hypnotique et posthypnotique... ». Pour Bechterew (cité par Boule, p. 22) (21) « la suggestion (différente de la conviction) entre dans la conscience de l'homme non pas par la porte d'honneur mais par la porte de service, évitant le concierge — la critique ».

Sauf chez Pavlov, dans toutes ces définitions ou ces essais d'approche du concept de suggestion, l'accent est mis sur la relation interpersonnelle entre hypnotiseur et hypnotisé, entre médecin et malade, entre foule et sujet.

Schultz attire notre attention sur la porte de service dont parle Bechterew. Il semble plus important pour Schultz que le sujet atteigne par la concentration passive un état caractéristique dans lequel une série de phénomènes sont possibles, dans un premier abord, que d'étudier l'aspect libidinal transférentiel, relationnel, de la question. Cependant, il nous semble qu'il s'agit là de deux dimensions du concept de suggestion; en effet au moment où le thérapeute commence à enseigner le training autogène au patient, il existe entre eux une relation qu'on ne peut qualifier de transférentielle que par abus de langage. Le médecin va expliquer rationnellement au patient qu'il convient de se laisser aller à l'état de concentration passive dont il a été question ci-dessus; le patient va donc modifier ses dispositions dans le domaine de la concentration sous l'influence de son thérapeute; à un moment de son exercice le patient, plus ou moins rapidement, selon sa « suggestibilité » ou son aptitude au transfert, va pouvoir réaliser ce qu'on lui demande et se « déconnecter ». Le moment de la déconnexion est précisément celui où s'installe l'état autogène, où pourront se produire les phénomènes par lesquels la thérapeutique pourra avoir une action, et c'est en même temps le moment où s'installe une relation transférentielle.

Ferenczi (cité par Freud) (39) a pu distinguer deux variétés d'hypnose « celle qui résulte d'une suggestion apaisante comme accompagnée de caresses, et celle qui est produite par un ordre menaçant. La première serait l'hypnose maternelle, la dernière l'hypnose paternelle. » Dans cette hypothèse les indications données calmement et séance après séance par le thérapeute dans le cas du training autogène se rattacherait davantage à une « forme d'hypnose « maternelle », l'hypnose classique étant plutôt de nature « paternelle ».

Il nous semble ainsi que lorsque le sujet est invité par le thérapeute à détacher son intérêt du monde extérieur pour se concentrer tout entier sur son propre corps, il revit une expérience de plaisir global ressenti autrefois avec la mère, lorsque l'enfant était nourri, choyé, soigné et ainsi, de même, invité à se préoccuper avant tout de son propre corps et non plus des multiples stimulations désagréables du monde extérieur.

Il semble bien que ce soit à ce niveau de différence qu'on ait affaire lorsque l'on compare la suggestion dans l'hypnose (par exemple suggérer à un patient de faire telle ou telle chose sous hypnose) et lorsqu'on parle de suggestion dans le training autogène ou en psychanalyse. Dans ce dernier cas, le concept de suggestion ressemble beaucoup plus à l'une des définitions courantes du mot (Encyclopaedia Britannica): « façon de communiquer ses vues ou ses désirs à un autre, non impérative, laissant au jugement de cette personne toute possibilité de considérer ses vœux ou ses désirs ou toute action qui s'ensuive, et qui est par conséquent, dans de nombreux cas, la façon la plus respectueuse de transmettre ses vues à un supérieur ou à un étranger ».

La communication à l'autre sous forme de suggestion diffère de la communication habituelle en ce qu'elle ne se fait pas par les moyens du raisonnement ou des arguments logiques; la communication est faite par allusion, par associations d'idées que l'on tente de provoquer chez l'autre. On en revient ainsi à l'éthymologie du mot: porter quelque chose, sub: en dessous (en dessous de la conscience claire du sujet). Ce qui est ainsi porté peut l'être ou bien de façon impérative réalisant une sorte de viol de conscience, ou bien de façon à laisser l'autre choisir, d'obéir ou non à la suggestion.

Quoi qu'il en soit, dans le training autogène, si le médecin communique au patient le moyen de se mettre dans un état (autogène, autohypnotique) tel qu'il puisse vivre des expériences nouvelles, il ne l'y contraint pas; en dehors de son cabinet le patient est toujours libre de faire ou non ses exercices. Cet entraînement que le patient réalise lui-même différencie tellement cette méthode d'autres méthodes hypnotiques suggestives que précisément Schultz a choisi ce nom pour elle: training *autogène*.

Cependant on peut dire encore qu'il y a suggestion dans la mesure où on ne peut pas communiquer pleinement au patient ce qui va se passer pendant l'exercice. On lui indique comment faire les premiers pas, mais sa « démarche » sera la conséquence de sa propre expérience.

En raison de cette difficulté de communiquer

d'avance au patient l'expérience qu'il va vivre, parce que précisément une telle expérience ne peut que se vivre et non pas être communiquée par une voie verbale, certaines personnes, notamment des intellectuels, montrent de la méfiance et demandent, comme le signale Kammerer (8) « est-ce que c'est de la suggestion que vous voulez faire? » « au risque de les décevoir il faut délibérément répondre à ceux-là qu'il ne s'agit pas d'une méthode destinée à l'intelligence, mais qu'elle s'adresse à l'être irrationel, émotionnel et viscéral. »

Le problème des formules stéréotypées, qu'il s'agisse de formules standard ou de formules organo-spécifiques ou intentionnelles (voir p. 65) est précisément dans le rapport le plus direct avec ce concept de suggestion.

Les premières formules du training autogène: « je suis tout à fait calme », « mon bras droit est tout à fait lourd » n'agissent pas par voie d'auto-persuasion comme c'est le cas dans la méthode Coué. Dans ce dernier cas, il y a concentration active sur une formule et le patient doit être particulièrement suggestible, pour que ces formules, passant par une voie consciente et rationnelle, puissent déclencher l'effet désiré.

Au contraire dans le training autogène, il s'agit d'une concentration passive avec répétition lente et monotone de formules, qui, « parlant » aux couches profondes et inconscientes du patient, lui permettent de se plonger peu à peu dans un état où effectivement il se sentira calme et où ses membres deviendront lourds (et pas seulement le membre supérieur droit). C'est le lieu de rappeler encore une fois que le choix des premières formules du training autogène a été déterminé par l'observation par Schultz de certains phénomènes qui accompagnent précisément les états d'hypnose et d'auto-hypnose, à savoir que le sujet se sent calme, lourd et chaud. Dans le cas d'auto-hypnose et d'hétérohypnose suggestives banales, à aucun moment ces consignes de lourd et de chaud ne sont données au patient; il s'agit donc de la constatation objective que, dans ces états, ces sensations sont ressenties. La suggestion dès lors, acceptée volontairement par le patient et répétée par lui-même, lui permet de retrouver cet état par ses propres moyens et à volonté.

Comme le fait remarquer Kammerer les patients présentant un caractère paranoïaque, même sans élaboration psychotique, manifesteront une grande méfiance devant la suggestion et auront tendance à se dresser contre elle. Dautre part, les personnes présentant des états obsessionnels graves vont également lutter contre les formules, les uns s'attachant à la lettre de celles-ci pour en oublier le contenu, les autres oubliant l'esprit de la méthode pour s'attacher à une concentration active, « fanatique »; ces sujets arrivent même parfois à se persuader, contre l'évidence, que les sensations suggérées ont été ressenties dans la forme où elles ont été prescrites; dans ce dernier cas, on s'aperçoit souvent que le résultat objectif ne correspond pas aux dires du patient, qu'il est toujours tendu, et que la relaxation musculaire ne se fait pas; c'est un résultat paradoxal, et d'ailleurs un bon exemple de la différence entre la suggestion telle qu'on l'entend dans le training autogène et l'auto-persuasion que peuvent pratiquer sur eux-mêmes des malades atteints de névrose obsessionnelle grave; ces patients tendent toute leur activité et leur perfectionnisme à la réussite d'une méthode qui exige au contraire passivité et abandon des contrôles.

C) L'ABANDON DES CONTROLES

L'abandon des contrôles consiste en un vécu particulier, qui est impliqué dans ce qui a été défini plus haut comme concentration passive. Cette passivité, dit Kammerer, commence déjà par les fonctions corporelles et plus spécialement le tonus musculaire et végétatif (8). « En bref on pourrait dire qu'il s'agit de lâcher les commandes du corps et de les abandonner à elles-mêmes. »

Au simple énoncé de ces conditions, il apparaît clairement que la plupart des névrosés vont avoir des difficultés à réaliser cette contre-performance. En effet dans beaucoup de névroses, les mécanismes de défense permettent aux malades de conserver un contrôle par rapport à une activité fantasmatique inconsciente pathogène; ce contrôle se manifeste souvent par une tension corporelle, musculaire (voir p. 154). La fantasmatique provoquant ce type de mécanisme de défense est en général constituée chez l'homme par des pulsions homosexuelles ambivalentes avec crainte d'être agressé, chez la femme par une crainte d'agression hétérosexuelle. Cependant, les fantasmes en cause peuvent être beaucoup plus régressifs et, se plaçant à un niveau oral, figurer une crainte de dévoration, voire de morcellement. Plus le niveau de régression est ancien, plus grande sera la résistance à l'abandon des contrôles.

Chez des sujets psychotiques cette résistance est en général insurmontable, du moins avec les techniques habituelles. En ce qui concerne les névrosés c'est précisément l'entraînement progressif et l'appui transférentiel donné par le thérapeute, qui permet une libération progressive des contrôles musculaires, autorisant par là le sujet à se laisser aller, même si, ce faisant, il va à la rencontre des fantasmes qu'il redoute. Il faut dire que cette difficulté à l'abandon des contrôles est également très visible chez les sujets dits normaux, qu'il s'agisse de médecins ou de psychologues s'entraînant à la méthode dans un but professionnel ou d'étude scientifique, de « managers », ou d'autres membres de professions classiquement sujets à l'épuisement nerveux, utilisant la méthode à titre prophylactique. Il faut rappeler ici en passant, et nous le verrons encore dans le prochain chapitre, à quel point il est utile de s'entourer de toutes sortes de précautions lorsque le training autogène est envisagé, non seulement chez des malades mais chez des gens « normaux ». Il faudra notamment que le thérapeute puisse intervenir à tout moment pour rassurer le sujet, ou, dans les cas extrêmes, le prendre particulièrement en charge, afin d'examiner avec lui des craintes d'ordre névrotique qui pourraient survenir.

Un inconvénient d'ordre inverse est constaté chez des patients trop passifs, dont les mécanismes de défense n'utilisent pas de tels contrôles corporels, ou dont le Moi est faible, mal structuré; ces patients vont souvent pousser la passivité et l'abandon jusqu'à s'endormir au cours de l'exercice, ce qui constitue un moyen de fuite devant la découverte de leur monde intérieur; fuite aléatoire, trompeuse, et bien névrotique d'ailleurs, puisque ces patients vont retrouver dans leur sommeil un monde intérieur de rêves, bien plus angoissant. Dans ces cas, il convient d'enseigner au patient à se « raccrocher » à l'état autogène, à ne pas se laisser aller au sommeil, et l'entraînement pourra avoir ainsi, chez un grand nombre de psychasthènes, un rôle en quelque sorte éducatif, pédagogique, de restructuration du Moi en leur apprenant au contraire à maîtriser un certain niveau de contrôle relatif.

D) LA PLONGEE INTROVERSIVE; LA DECONNEXION ORGANISMIQUE

Nous sommes ici dans la phase ultime du processus du training autogène conduisant à l'état autogène lui-même. Le patient a réussi à se mettre dans un état de concentration passive, il a réalisé sa déconnexion organismique, il a abandonné ses contrôles habituels et se trouve alors plongé dans son monde intérieur, où sa conscience, tel un phare devenu fixe, n'est plus orientée que sur sa seule cénesthésie. Rappelons que la déconnexion organismique se définit par un changement d'état de conscience (Umschaltung), une modification directe s'adressant à l'ensemble de l'organisme tant au point de vue physiologique que psychologique, s'opposant aux thérapeutiques exclusivement psychologiques (2). C'est dans cet état particulier que se produisent les expériences psychiques les plus neuves et les plus inattendues; le patient se meut dans un monde d'images en rapport avec des fantasmes conscients et pré-conscients, des souvenirs non systématisés et souvent oubliés et des affects d'une intense mobilité.

Nous avons vu p. 79 comment cette activité fantasmatique avait pu être utilisée en tant que telle dans le processus psychothérapique qui se déroule au cours du training autogène.

Nous avons vu également que l'état autogène pouvait donner lieu à des décharges « autogènes » dont le contenu est constitué, soit par des expériences sensorielles ou sensori-motrices isolées, soit par des expériences plus élaborées à contenu fantasmatique. Il serait très intéressant d'essayer de caractériser, à la lumière de l'expérience clinique d'une part, et des essais de théorisation neuro-physiologique d'autre part, l'état de conscience de ce stade du training autogène.

Rappelons que cet état de conscience est très peu différent des expériences cathartiques de Freud et Breuer. Schultz décrit ainsi le processus (2, p. 9): « concentré sur son vécu somatique, le patient pénètre ainsi dans les couches sensibles et émotionnelles de son Moi corporel et se trouve alors amené, sans contrainte, vers une concentration intériorisante; ces conditions étant réalisées, il est souvent possible d'obtenir une sorte de prédominance de la vie réflexe; des automatismes divers se développent alors parallèlement à ce processus: toutes sortes de modifications du vécu particulièrement des phénomènes légers de dépersonnalisation, dont l'utilité, pour obtenir l'induction hypnotique a été pratiquement reconnue depuis longtemps dans le recours à « l'hypnoscope ». Ce vécu intérieur devient de plus en plus imagé rejoignant la conscience onirique au sens de Wundt » (2, p. 10). Schultz indique plus loin (p. 51) que la polarisation concentrative sur la vie corporelle, la « somatisation » constituent en effet un des facteurs les plus importants de la technique proprement dite. Les modifications provoquées coïncident en grande partie avec les expériences de Schilder sur la vie corporelle, avec celles de Mayer-Gross et de ses collaborateurs sur l'endormissement, avec d'autres expériences plus anciennes sur l'hypnose. L'homme en état d'absorption intérieure s'est détourné du monde extérieur par un mouvement d'introversion; ainsi beaucoup d'impressions extérieures lui échappent-elles totalement ou du moins ne rencontrent-elles que peu d'attention de sa part. En retour, la vie intérieure s'enrichit, devient plus riche de formes et de couleurs, et il en ressort une modification particulière du vécu. L'homme en état d'absorption peut tout aussi bien exclure de vastes champs d'impressions sensorielles, comme à l'inverse, il peut s'abandonner à une certaine partie de ces expériences internes, cet abandon étant exalté par la concentration. Schultz indique encore (2): « comme le firent O. Vogt et ses collaborateurs dans l'investigation hypnotique de la personnalité, technique qu'ils qualifièrent de ' microscope psychique ', nous pouvons obtenir que des états d'exception soient produits par nos patients, au cours desquels ils s'expriment ' sans inhibition '. Nous nous référons ici surtout aux études récentes sur les expériences d'endormissement, sur les phénomènes ébrieux et hypniques, et en dernier lieu sur les expériences fondamentales de la psychanalyse. Le dénominateur commun de tous ces phénomènes réside dans une production d'images issues des couches profondes de la personnalité. ...Les dérivés de l'inconscient que C. G. Jung et ses collaborateurs cherchent à objectiver par des dessins issus d'une association fantasmatique libre et dont l'enregistrement graphique permet et facilite l'analyse, sont encore plus immédiatement accessibles dans l'intimité de l'état d'absorption, encore qu'ils soient difficiles à articuler et qu'ils s'évanouissent comme toute impression vivante, fugitive. »

Il n'est pas question ici des états de conscience décrits au cours du cycle supérieur de la technique de Schultz; en effet il s'agit là d'expériences plus directement induites, « suggérées » par le thérapeute comme cela se produit éaglement dans le rêve éveillé par exemple. Dans ces conditions, tout état de conscience, depuis l'état d'alerte consciente jusqu'au sommeil, peut produire un travail imaginatif « suggéré ».

Il nous semble qu'il faille traiter également, comme des états différents, les manifestations imaginaires voire hallucinatoires qui se produisent sous l'influence de drogues diverses (Mescaline, LSD.), ou encore ce qui se passe au cours d'une narco-analyse. En effet dans ces états le sujet n'a pas, au moment de ces manifestations issues de ses profondeurs, la maîtrise de celles-ci. Il agit, il parle, mais il n'est pas capable de s'écouter, de s'entendre; on sait que bien souvent les révélations faites par un sujet sous narco-analyse sont inutilisables parce que non reconnues par le patient comme venant de lui. Par contre les états d'extase tels qu'on peut les observer dans les expériences mystiques chrétiennes ou orientales ressemblent davantage à ce que l'on observe au cours des abréactions autogènes. Schultz indiquait (68): « ce ne sont pas seulement les questions d'activité et de passivité, d'abandon et de modification de tension... que nous rencontrons dans le domaine de la psychologie religieuse, mais nous trouvons ici encore, dans certaines conditions, des processus de déconnexion de nature et de profondeur différentes, correspondant au degré d'absorption autogène ».

Cependant il existe dans ces états une suggestion active, au moins collective, qui donne aux expériences ainsi vécues une tournure toujours univoque. Il faut noter à ce propos que dans les expériences d'abréaction autogène de Luthe, chez des patients présentant ce que cet auteur dénomme « névrose ecclésiogène », des scènes mystiques se déroulent sous training autogène allant jusqu'à de longs panoramiques avec visions de scènes infernales; dans ce dernier cas, ces scènes permettent, d'après l'auteur, une catharsis libératrice. Une autre différenciation est à faire encore avec les états hypnagogiques. Les phénomènes hallucinatoires brefs qui se déroulent dans certaines conditions dans un stade de pré-sommeil présentent certaines ressemblances avec les abréactions de l'état autogène mais, là encore, il n'y a pas de possibilité pour le sujet de maîtriser ce qui se passe; celui-ci assiste impuissant au déroulement d'une scène souvent angoissante, fait des efforts pour se réveiller, ou bien s'endort. Dans le cours naturel de ces hallucinations hypnagogiques, le souvenir qui en est gardé est pauvre et partiel et elles ne semblent pas utilisables dans une perspective psychothérapique.

Si le contenu des manifestations pluri-sensorielles observées à l'occasion de ces différents états de conscience, bien que différent, est toujours sous-tendu par une base fantasmatique propre à la problématique personnelle du patient, il n'en n'est pas de même de la forme que prennent ces manifestations. En 1962, Luthe (56) indiquait qu'il se produisait chez ces patients des phénomènes d'ordre surtout somato-sensoriel (76 % des patients) mais que 33 % présentaient des phénomènes visuels, 12 % décrivaient leur sensation visuelle comme des couleurs, des lumières ou des formes ressemblant à des ombres; 24 % rapportaient l'existence de phénomènes statiques ressemblant à des peintures et 22% voyaient des scènes dynamiques ressemblant à des films. Dans notre propre expérience, nous avons constaté également que, chez tous nos patients qui réussissaient leurs exercices, qui pouvaient se maintenir dans l'état autogène pendant un certain temps, les phénomènes constatés étaient de l'ordre de l'hallucination cénesthésique au premier chef, et en deuxième lieu, des hallucinations visuelles pouvant être élémentaires ou, lorsqu'elles étaient plus élaborées, fixes ou animées.

Si nous voulons étudier plus particulièrement les phénomènes visuels des abréactions autogènes, il faudrait les comparer aux images eidétiques, aux hallucinations hypnagogiques et au rêve.

Les images eidétiques sont des images hallucinatoires susceptibles d'apparaître à l'état de veille chez des sujets normaux dont le contenu est donné par une perception réelle passée. Si elles sont considérées comme normales à 10-12 ans, la conservation de la disposition à l'eidétisme est l'apanage des patients présentant des traits de caractère hystérique. Par contre au point de vue de la netteté et de la coloration des images, les phénomènes eidétiques présentent une grande analogie avec les phénomènes visuels de l'état autogène.

Par rapport au rêve, outre le fait que le patient ne dort pas, il existe un certain nombre de différences d'un point de vue formel.

Il est intéressant de noter, autant d'un point de vue psychophysiologique que d'un point de vue analytique, quelles sont les différences subjectives entre le rêve et l'abréaction autogène.

Voici par exemple ce que nous dit une patiente: « *le rêve* pour moi est une séquence filmée où le mouvement est très vivant, où je suis très active et soumise à toutes sortes d'expériences, d'émotions fortes presque continuellement angoissantes et négatives, même dans ce qui devrait être normalement agréable et positif. Je suis engagée pleinement et je souffre beaucoup.

L'abréaction est une diapositive animée, un tableau vivant, l'action est très lente et prend rarement la forme d'une séquence ou, si elle la prend, c'est au ralenti comme si je poussais pour faire avancer l'action. Je suis souvent l'œil qui observe, qui regarde, au cours des séances, qui vit l'épisode par observation plutôt que par participation. En général, c'est une manœuvre technique qui va rendre au tableau l'apparence de séquence de rêve, et rendre l'action plus ou moins tensiogène. *Un rêve,* c'est une aventure enrobée de la nuit noire, du sommeil qui est angoissant, qui est voisin de la mort. C'est un peu vivre une autre vie.

Le fait que l'action soit plus lente, plus calme, qu'on soit dans un état de relaxation passive, rend l'*abréaction* moins pénible que le rêve.

Dans *le rêve,* je suis inconsciente, mais cette inconscience m'angoisse parce que je suis soumise à une activité de mon cerveau sans en avoir aucun contrôle et de là, un impact beaucoup plus grand parce que je laisse couler à flot le flux de mon inconscient. C'est un peu comparer une grande ablation à une opération mineure qu'on fait en clinique externe.

L'abréaction, elle, est le flux du subconscient au compte-gouttes, avec anesthésie et soins pré-opératoires.

Avec *le rêve,* j'ai l'impression de plonger plus profondément en moi, à un niveau plus intérieur que celui produit par l'abréaction.

Je sens que les images renvoyées par mon cerveau, au cours de *l'abréaction,* proviennent du même niveau que le rêve, mais il y a énormément d'ondes conscientes qui interviennent, des résistances, des fixations, des orientations recueillies au cours des entrevues. Les résistances sont senties.

Le rêve semble exprimer des choses beaucoup plus en rapport avec le présent et la réalité actuelle, il se rapporte souvent à des événements du quotidien tout en ayant des souvenirs, mais il semble être un baromètre, devancer mes comportements et les mouvements dans l'abréaction; il y a ici une interaction. Dans le rêve, ce sont des événements quotidiens, un film, un objet, un incident, qui stimulera et fera revivre d'autres impressions antérieures.

L'abréaction renvoie des images, mais presque jamais en rapport avec le présent; elle me donne presque toujours des images se rapportant au passé, à mon enfance, ou une image sans référence dans le temps.

On dirait que le travail s'effectue dans une période antérieure à celle du rêve. Très souvent, la mémoire joue un rôle de stimulation et orientera l'image; certains souvenirs sont éveillés et activeront les tableaux vivants.

Il est assez rare que je fasse les mêmes *rêves* (c'est arrivé 2 ou 3 fois, surtout au cours de l'adolescence), mais les mêmes impressions reviennent en différents épisodes.

Dans *l'abréaction,* les mêmes symboles, les mêmes impressions reviennent périodiquement, toujours les mêmes, certains remontent aux premiers jours du traitement.

Il est assez difficile de remettre en ordre la chronologie d'un *rêve,* il m'arrive souvent d'hésiter, de me demander ce qui vient en premier. Ce sont comme des contes séparés, qui peuvent débuter, être interrompus par une autre histoire, puis se terminer plus loin.

Dans *l'abréaction,* les associations sont plus claires et le passage d'un tableau à un autre découle naturellement. On voit plus nettement l'orientation de mon cerveau, comment il fonctionne au niveau conscient.

J'interprète plus volontiers *le rêve* que l'abréaction, c'est un peu choisir entre le conte ou le roman et le texte scolaire. J'éprouve toutefois plus de difficultés à faire une bonne interprétation du rêve, de le faire logiquement et scientifiquement, je me sens submergé par les détails, c'est touffu et je n'ai pas l'impression de circonscrire complètement le message.

L'abréaction est plus facile à analyser, sans doute parce qu'elle est limitée, coupée en séquences et que l'élément conscient fait en sorte de limiter la production cérébrale et restreint ainsi l'ampleur symbolique. Il y a moins de choses qui échappent à mon attention que dans le rêve ».

A la lumière de toutes ces constatations on peut dire que si les particularités de concentration passive et de déconnexion de l'état autogène avec la coupure relative du monde extérieur qu'il comporte, sont susceptibles de faire naître des expériences psychosensorielles au même titre que d'autres situations de déprivation sensorielle ou de modifications d'état de conscience, elles n'en revêtent pas moins un caractère spécifique. Il en est de même d'ailleurs des images hypnagogiques. Leroy (cité par Sartre) (65) indique ainsi que « ce qui caractérise la vision hypnagogique ...c'est une modification d'ensemble de l'état du sujet, c'est *l'état* hypnagogique; la synthèse des représentations y est différente de ce qu'elle est dans l'état normal; l'attention volontaire et l'action volontaire en général y subissent une orientation et une limitation spéciales ».

Cependant Sartre fait remarquer à ce propos (p. 85 et suivantes) que cette expression d'état paraît critiquable: « il n'y a pas d'état en psychologie, mais il y a une organisation de consciences instantanées dans l'unité intentionnelle d'une conscience plus longue. « L'état hypnagogique » est une forme temporelle qui développe ses structures pendant la période que Lhermitte appelle « l'endormissement » c'est cette forme temporelle qu'il nous faut décrire. » Sartre note que l'état hypnagogique est précédé par des altérations de la sensibilité et de la motricité, que la position du corps dans l'espace est très mal déterminée, l'orientation sujette à des troubles caractérisés, la perception du temps incertaine. Dans le même chapitre, Sartre indique encore qu'il existe un relâchement du tonus de la plupart des muscles dans cet état. Il y décrit même la paralysie du réveil complétant ainsi la description d'un véritable syndrome de Gélineau; on connaît à ce sujet les discussions encore actuellement en cours que soulève ce syndrome quant à sa nature fonctionnelle ou organique. Ce texte se poursuit par un essai de caractériser l'état de conscience qui semble commun à une série de phénomènes de ce genre: « ...tant qu'aucune excitation ne vient nous troubler, notre conscience vient adhérer à un muscle relâché et, au lieu de constater purement et simplement l'hypotonus, elle se laisse « charmer » au sens propre par lui, c'est-à-dire qu'elle ne le constate pas, mais le « consacre ». On remarquera qu'une façon de penser toute nouvelle apparaît, ici: c'est une pensée qui se laisse prendre à tous les pièges, qui consacre toutes les sollicitations, qui se pose tout autrement par rapport aux objets de la pensée éveillée, « en ce sens qu'elle ne s'en distingue plus absolument ».

« Leroy montre bien comment on peut tomber directement de cet état d'auto-suggestion dans le rêve proprement dit. Nous verrons plus tard, qu'il existe un mode de conscience plus général qui soutient des rapports étroits avec l'imagination et que nous nommerons ' conscience captive '. Le rêve entre autres est une conscience captive ». Un peu plus loin dans le même ouvrage Sartre indique d'autres caractéristiques de l'état hypnagogique qui nous paraissent intéressantes à comparer avec l'état autogène: « c'est pourquoi en un sens, l'état hypnagogique, transitoire, sans équilibre, reste un état artificiel. Il est le « rêve qui ne peut pas se former ». La conscience ne veut pas se prendre tout entière, au sens où l'on dit qu'une crème ne veut pas se prendre. Les images hypnagogiques apparaissent avec une certaine nervosité, une certaine résistance à l'endormissement, comme autant de petits glissements arrêtés vers le sommeil. Dans un état de calme parfait, on glisse, sans s'en rendre compte, de l'état de fascination simple au sommeil. Seulement, en général, nous « voulons » nous endormir, c'est-à-dire que nous avons conscience d'aller vers le sommeil. Cette conscience retarde l'évolution en créant un certain état de fascination consciente, qui est précisément l'état hypnagogique. Dans cet état de captivité consentie, je peux ou non me laisser fasciner par le champ des phosphènes. S'il y a fascination, des images hypnagogiques vont apparaître... »

Une des caractéristiques de l'état autogène, nous l'avons dit, est précisément d'être un état de conscience intermédiaire, où s'arrête le sujet qui ne désire par conséquent pas dormir, sans pour autant avoir besoin de refuser ce qui n'est plus un désir, mais qui se tient dans un état de relâchement musculaire complet, de calme à la disposition, en acceptation passive, de tout ce qui, dans son expérience sensible, vient vers lui. Ces propos sur les phénomènes psychosensoriels de l'état autogène pourraient nous conduire encore à comparer la prédominance des images visuelles et cénesthésiques et la pauvreté des phénomènes auditifs, et à comparer ceci avec ce qui se passe dans les désintégrations psychotiques de la personnalité avec hallucinations qui sont alors surtout auditives. On pourrait aussi émettre des comparaisons avec les fantasmes visuels et avec la notion du fantasme entendu, mais ce sujet est vaste et mériterait à lui seul une longue étude particulière.

Par contre ce qui nous paraît de la plus haute importance, et qu'il faut souligner ici, c'est l'étude de la signification de ces phénomènes psychosensoriels. En effet, l'étude faite avec le patient au cabinet du médecin, ou bien faite par le patient lui-même, des associations d'idées qui naissent à propos de ces phénomènes psychosensoriels, montre qu'ils sont toujours en rapport étroit avec l'histoire personnelle du malade, avec des souvenirs souvent oubliés, avec des pulsions refoulées et méconnues; l'élaboration de ces phénomènes permet de procéder, dans une perspective psychothérapique, à une reconstitution de la fantasmatique du sujet. Il se produirait par conséquent avec les abréactions autogènes, au point de vue de la dynamique psychanalytique les mêmes phénomènes qu'avec le rêve. Nous aurions alors avec les abréactions autogènes, une voie d'accès à l'inconscient, différente sans doute de la « voie royale » spontanée du rêve, mais peut être plus maniable. Une question se pose à ce moment: c'est celle de la différence signalée plus haut dans la forme du rêve et dans celle des abréactions autogènes. Il ne nous paraît pas possible à l'heure actuelle d'expliciter ces différences. Tout au plus pourrait-on émettre des hypothèses. Une première hypothèse serait la suivante: si nous pouvons connaître le contenu et la forme des abréactions autogènes c'est parce que nous faisons parler nos malades devant un magnétophone au fur et à mesure que se déroule le phénomène.

Nous avons donc là en quelque sorte une connaissance directe du phénomène. Par contre en ce qui concerne le rêve, et beaucoup d'observateurs l'ont souligné, nous n'en avons qu'une connaissance indirecte par le récit que fait le dormeur à son réveil, voire au cours d'une séance de psychanalyse ultérieure, récit bien entendu déformé en raison des exigences de la censure inconsciente. Une première hypothèse serait donc que nous avons affaire avec les abréactions autogènes à des phénomènes plus authentiques, du moins dans leur description, que ce que nous savons des élaborations secondaires des rêves.

Une deuxième hypothèse est qu'au contraire nous aurions affaire avec les abréactions autogènes à des manifestations provenant d'une couche moins profonde de la personnalité que celles qui sont concernées lors des rêves. Il pourrait s'agir par exemple de manifestations pré-conscientes alors qu'avec le rêve ce serait l'inconscient proprement dit qui « parlerait ». Cette hypothèse suppose une stratification très élaborée des couches pré-conscientes et inconscientes de la personnalité; cette stratification ne doit pas simplement être considérée comme « horizontale » mais on pourrait imaginer non seulement différents « niveaux » mais différents « secteurs » de notre activité inconsciente en sorte que les différentes modifications d'état de conscience permettraient de laisser entrevoir les différents niveaux ou les différents secteurs de l'inconscient. Peut-être y-a-t-il là une problématique qui nous permettrait de mieux comprendre la complexité et la diversité, non seulement du rêve, des productions hypnagogiques ou de l'état autogène, mais encore des manifestations inconscientes telles qu'elles se dévoilent dans les processus délirants ou les épisodes confusionnels.

En ce qui concerne la pratique du training autogène, ceci constitue d'ailleurs un danger, qui est souligné par Kammerer, et qui serait de favoriser des expériences intérieures pathologiques, notamment chez les patients présentant des psychoses de niveau schizophrénique. « Ainsi se trouvent pratiquement écartés les sujets atteints de psychoses, sauf dans des cas exceptionnels que peuvent se réserver des thérapeutes bien entraînés au maniement des psychoses. » Il existe également une possibilité, chez les patients présentant des névroses hystériques, de vivre des expériences de dépersonnalisation ou de dédoublement. Là encore il est nécessaire que le médecin soit averti des problèmes de la thérapeutique des névroses, en sorte qu'il pourra éviter le risque d'aggravation symptomatique et qu'au contraire, il lui sera possible d'utiliser la relation transférentielle dans le sens de l'analyse de la névrose.

Dans le commentaire d'un article paru très récemment, au moment de la mise sous presse de cet ouvrage (43), Henri Ey envisage ce problème de l'état de conscience de l'état autogène. « ...le champ de la conscience, sous l'empire d'un ébranlement émotionnel ou d'une polarisation idéo-affective, se trouve comme aimanté dans son orientation centripète. Il se produit ici une sorte d'évanouissement de la réalité, une syncope psychique qui entraîne comme un vertige intérieur. C'est cette modalité de structuration crépusculaire ou paroxystique réalisant une expérience d'étrangeté qui est tout à fait typique des crises d'hystérie, des états de fascination et d'extase, où prédomine l'auto-suggestion ou le choc émotionnel. La phénoménologie de cette modalité hypnotique ou hypnoïde de la conscience n'a pas été envisagée dans mon Etude sur la destructuration de la conscience. Je dois m'expliquer sur ce point et indiquer comment dans mes Etudes ultérieures, notamment celles sur l'hystérie, je compte analyser les conditions dans lesquelles les mouvements facultatifs du champ de la conscience, sans s'identifier avec la décomposition de son organisation structurale, peuvent se bloquer dans ces ' états crépusculaires psychogènes '. »

Il nous a paru particulièrement intéressant de situer ici l'opinion du théoricien de l'organo-dynamisme et des destructurations de la conscience qu'est le Dr Henri Ey.

E) LA RENOVATION CENESTHESIQUE: LE NARCISSISME, L'IMAGE DU CORPS

Le terme de rénovation cénesthésique a été choisi par Kammerer en raison de la tendance des méthodes de relaxation à aller en sens inverse du « litige affectif avec leur propre corps » que présentent de nombreux malades atteints de névroses ou d'affections d'ordre psychosomatique.

Le but de cette rénovation cénesthésique est « de procurer une sensation de bien-être dans tout le corps, de bon fonctionnement des principaux organes, d'harmonie physiologique générale. Bien-être comparable à celui qu'on éprouve dans un bain chaud ou en se détendant dans un bon lit. A ces sensations physiques s'associent des images d'euphorie, de sécurité, d'émois agréables... En termes psychanalytiques on peut parler de réinvestissement ou de revalorisation narcissique. Il s'agit pour le Moi de se réconcilier avec son propre corps et de se complaire en lui, de jouir de ses capacités et de sa puissance. Kammerer fait remarquer à cette occasion que la technique de Gerda Alexander est encore plus riche que la méthode de Schultz dans ce registre particulier narcissique.

Dans son rapport de 1960 au premier Congrès de Médecine Psychosomatique de langue française de Vittel (6), Kammerer indique que le processus de réassurance narcissique se produisant très régulièrement chez les malades constitue l'activation psychosomatique la plus générale et la plus spécifique du training autogène, puisque les maladies étudiées en médecine psychosomatique sont presque toujours des syndromes à évolution lente ou torpide, où les modifications du vécu corporel sont importantes et fréquemment au premier plan. Ce processus de réassurance narcissique est donc conçu ici par rapport à la maladie considérée comme une blessure narcissique. M. L. Mondzain (60) parle de « bain de narcissisme ». « La relaxation réconcilie le sujet avec son propre corps en le lui faisant découvrir dans un fonctionnement normal. Cette découverte est une source de satisfaction appréciable en elle-même. D'autre part, l'attention ainsi portée à soi-même est non seulement autorisée, mais encouragée par le thérapeute. Il y a là une revalorisation narcissique de la relation du sujet à lui-même qui est à la fois sécurisante et réconfortante ».

A vrai dire le terme de narcissisme employé de la

sorte risque de ne concerner qu'un narcissisme secondaire; le narcissisme prendrait le sens qui lui fut donné par P. Näcke en 1889 et que Freud commente ainsi (41) « le comportement de l'individu qui traite son propre corps comme celui d'un objet sexuel: autrement dit il ressent un plaisir sexuel en contemplant, caressant et cajolant son propre corps jusqu'à ce qu'une satisfaction complète s'ensuive ». Le narcissisme peut cependant être envisagé dans une perspective beaucoup plus étendue, et peut prétendre avoir sa place dans le développement sexuel normal des êtres humains. « Le narcissisme en ce sens ne serait pas une perversion, mais le complément libidinal à l'égoïsme de l'instinct de conservation, attribut de toute créature vivante ». C'est lorsque Freud essaya d'introduire le concept de libido à propos de la schizophrénie, qu'il fut amené à décrire un narcissisme primaire. Nous utiliserons ici ce concept de narcissisme primaire étant entendu qu'il fait l'objet d'une contestation étendue de la part des psychanalystes modernes. C'est ainsi que Balint (16) tout en reconnaissant que le problème des états régressifs des schizophrènes et du sommeil ne peuvent être expliqués sur la base du narcissisme secondaire, préfère parler à ce sujet « d'amour primaire » en se plaçant par là dans une perspective relationnelle primitive.

Chez ces patients « paraphréniques », Freud constate deux caractéristiques fondamentales: ils souffrent de mégalomanie et ont détourné leur intérêt du monde extérieur (gens et choses). « Un patient souffrant d'hystérie ou de névrose obsessionnelle a aussi, dans la mesure même de l'influence de sa maladie, abandonné sa relation avec la réalité. Mais l'analyse a montré qu'il n'a néanmoins pas rompu les relations érotiques avec les personnes et les choses. Il retient encore celles-ci dans ses fantasmes, c'est-à-dire qu'il a, d'une part, substitué des objets imaginaires issus de ses souvenirs à des objets réels, ou mélangé les uns et les autres; cependant que d'autre part, il a cessé de diriger ses activités motrices vers des buts en rapport avec les objets réels ». Freud emploie ici le terme d'introversion de la libido. « Il en est autrement avec le ' paraphrénique '. Celui-ci semble avoir réellement retiré sa libido des personnes et des choses du monde extérieur sans les avoir remplacées par d'autres dans ses fantasmes ».

Les hypocondriaques ont été une autre source de réflexions pour Freud pour l'introduction du concept de narcissisme. « Il est universellement reconnu et il nous paraît tout à fait évident qu'une personne souffrant de douleur organique et de malaises, cesse de « s'intéresser aux choses du monde extérieur, qui ne concernent pas ses souffrances... L'homme qui souffre retire ses investissements libidinaux pour les reporter sur son propre Moi et ne les diriger vers l'extérieur que lorsqu'il cesse de souffrir.

C'est ainsi que Freud constate un rapport entre l'hypocondrie et la « paraphrénie », ces deux affections étant liées à la libido du Moi, de même que dans les « névroses de transfert » (hystérie, névrose obsessionnelle) le passage de l'introversion à la régression doit être rattaché à un endiguement de la libido objectale. Nous pouvons nous familiariser avec la conception d'un semblable endiguement de la libido du Moi et mettre cette conception en relation avec les phénomènes de l'hypocondrie et de la paraphrénie ». Pourquoi cet endiguement de la libido du Moi peut-il être ressenti comme douloureux? Freud répond qu'un fort égoïsme est une protection contre la maladie, mais en définitive nous devons commencer d'aimer afin de ne pas tomber malade et nous ne pouvons éviter de tomber malade si, à cause d'un échec, nous ne pouvons aimer.

Ce narcissisme primaire constitue donc un facteur extrêmement archaïque tel qu'on peut l'observer chez l'enfant, le primitif ou le malade souffrant d'hypocondrie ou de schizophrénie. Dans ces deux derniers cas, il s'agit donc d'une régression.

Dans les expériences de relaxation qui ont été décrites par la plupart des auteurs, on note une régression narcissique certes, mais d'un niveau rassurant où la « dépersonnalisation » est structurante et non destructurante, où le contentement extatique de ressentir son corps est:

1) permis,

2) transitoire,

3) soumis à la maîtrise de la conscience.

Par contre, cette excursion dans le domaine du narcissisme primaire ouvre des horizons sur les raisons des contre-indications principales des méthodes de relaxation. En effet, chez ces patients où la libido est entièrement repliée sur le Moi, où la position narcissique primaire n'a jamais été abandonnée ou bien chez qui la maladie a provoqué une régression à ce stade archaïque, les méthodes de relaxation sont non seulement inefficaces, mais dangereuses. C'est à propos des schizophrènes précisément que les expériences de dépersonnalisation les plus angoissantes ou les échecs plus graves de la relaxation ont été décrits. Il arrive en effet que par suite de circonstances diverses, le thérapeute soit amené à soigner un patient pour qui la relaxation ne constitue pas la meilleure des indications possibles.

Monsieur L... était venu pour une cure de relaxation indiquée en raison d'une névrose anxieuse qui ne semblait pas particulièrement « psychotique » au moment où nous l'avons vu. Les deux premiers jours d'exercices de l'expérience de la pesanteur ont amené, chez ce patient jusque-là bien compensé, un état de panique psychotique avec sentiment de dépersonnalisation à la limite d'un délire hypocondriaque de structure paranoïde.

Chez un autre patient, qui nous était adressé avec une symptomatologie hypocondriaque ayant résisté, depuis 10 ans, à tous les traitements connus, il existait un trouble très singulier du schéma corporel avec sensation de rotation, de distorsion ou de mouvements de ses membres et de sa tête. Chez ce patient, les expériences de relaxation ont été l'objet d'une angoisse intense s'accompagnant d'une accentuation extrêmement nette des troubles. Il faut signaler à propos de ce cas, qu'il ne s'agissait absolument pas d'une psychose au sens habituel du terme et que ce sujet menait une vie professionnelle et familiale à peu près normale. Devant l'échec des tentatives de relaxation ce patient fut invité à s'allonger sur le divan pour faire un essai de tendance plus psychanalytique. Après 3/4 d'heure de silence angoissant, ce patient ne revint plus nous voir. Il semble y avoir une parenté entre l'angoisse ressentie pendant les exercices de relaxation et l'angoisse ressentie sur le divan de psychanalyse.

Il y a donc régression narcissique pendant les exercices de relaxation par training autogène; cette régression narcissique peut être rassurante lorsqu'il s'agit d'une « névrose de transfert » ou d'une affection psychosomatique, c'est-à-dire dans les cas où la libido peut être investie sur des objets, même imaginaires; mais quand la libido est entièrement retirée sur le Moi, la régression narcissique provoque une recrudescence des angoisses en tant qu'elle constitue précisément une des modalités des troubles du patient.

C'est pour cette raison que, paradoxalement, les « névroses narcissiques » d'après la terminologie de Freud, et les grandes hypocondries, sont non seulement rebelles, mais très souvent aggravées par la relaxation dans la mesure même où elle accentue la régression narcissique.

Par contre, comme il a été dit plus haut, un thérapeute rompu à la cure des psychoses, mais un tel thérapeute seulement, pourra utiliser les phénomènes ainsi décrits pour faire progresser son patient. Comme le fait remarquer G. Pankow (14, p. 337) alors que dans la névrose infantile la première fonction de l'image du corps qui concerne sa structure spatiale en tant que forme ou Gestalt, est intacte dans la névrose infantile, dans la psychose infantile par contre l'enfant n'est plus capable de reconnaître les limites de son corps. Dans le traitement il a été nécessaire que la fonction formelle de l'image du corps soit rétablie afin que la fonction du contenu retrouve son sens.

Ceci nous amène à cette autre dimension du même problème qu'est l'image du corps.

Ce qui a été dit sur le tonus musculaire (voir p. 146) jusqu'à présent, nous a montré notre corps et les muscles qui le supportent comme agissant, ou réagissant, ou en tention, selon notre humeur, nos désirs ou notre satisfaction. Il nous faut envisager aussi la partie « retour » du voyage aller-retour que constitue cette excursion psychosomatopsychique, ou si l'on préfère un autre arc du cercle vicieux psychosomatique. Qu'est-ce qui est éprouvé par nous au niveau de notre corps?

Nous savons déjà (voir l'exposé des techniques) que pour Jacobson il est important de se représenter exactement et de sentir comment fonctionne sa musculature, la moindre contraction de ses fibres musculaires même au niveau des muscles les plus petits, et de savoir différencier la sensation de tension provenant d'une articulation dans une certaine position et la sensation que donne la tension ou la détente d'une petite quantité de fibres musculaires. Mais il ne s'agit que de sensations proprement musculaires. Dans les méthodes inspirées de Schultz au contraire, c'est l'ensemble de l'organisme qui est éprouvé de façon sensitive et sensorielle.

Comme le dit Schilder (Zschr. Neurol. Berlin 1930) il existe une différenciation progressive d'une impression tout d'abord vague et imprécise.

Ce sont les expériences optiques, cénesthésiques, qui vont être utilisées principalement pour cette différenciation; celle-ci survient seulement lorsqu'il se produit un contact avec le monde extérieur. Le schéma corporel appartient à la partie impressionnable, sensible de la vie psychique (Impressiven Seite), c'est la connaissance et le vécu du corps propre. Il est évident que chaque impression implique déjà une réponse motrice, mais l'accent est placé sur l'impression et non sur la réponse motrice.

Les travaux de Schilder se trouvent ainsi constituer une des sources d'inspiration de Schultz, en tant qu'il fut « l'un des premiers à s'occuper de cette question du vécu corporel d'une façon systématique ». Schilder ne manque pas d'ailleurs de se référer à la notion de « somatopsyché » de Wernicke; nous avons déjà vu que Schultz avait relevé chez Storch — élève de Wernicke — le terme de « myopsyché ». Pour Schultz la sensation du lourd n'est pas simplement constituée comme une somme de sensations élémentaires, mais comme l'expression d'une modification d'un tout profondément ressenti et qui constitue le schéma corporel.

Il convient de faire ici une remarque concernant l'emploi des termes, ce qui est entendu dans les études de Schilder et de Schultz sous le terme de schéma corporel constitue ce que nous appellerions le vécu corporel. Comme le fait remarquer Demangeat (29) le concept de schéma corporel s'est dégagé d'observations neurologiques. Ce terme conviendrait pour cet auteur pour désigner la fonction de connaissance de la réalité du corps: « le savoir du corps propre dans son étendue et sa topographie sous-tend constamment notre expérience corporelle globale », Demangeat distingue ainsi le schéma corporel qui se placerait en somme au niveau de la connaissance, et l'expérience subjective du corps « qui se modifie en fonction de souvenirs, d'émotions, d'angoisse, de projets, de désirs, sans que change pour autant la « connaissance du corps ».

Pour Schilder (66), l'image du corps humain signifie la représentation de notre propre corps telle que nous la formons dans notre esprit; c'est-à-dire la manière par laquelle le corps nous apparaît à nous-mêmes. Pour cet auteur, outre les sensations tactiles, thermiques, douloureuses, proprioceptives, cénesthésiques, il existe une expérience immédiate de l'unité du corps. C'est une idée « perçue » mais c'est plus qu'une « perception ». Le schéma corporel est l'image en trois dimensions que chacun de nous a au sujet de lui-même. Le terme d'image du corps indique qu'il ne s'agit pas d'une simple sensation ou d'imagination. Il existe une apparence à soi-même du corps.

Schilder se pose la question de ce que nous connaissons en réalité de la structure de notre corps; en quoi l'image de notre corps reflète-t-elle réellement cette structure. On peut être assuré qu'il existe dans l'image que nous nous faisons de notre corps davantage que ce que nous en savons consciemment.

Ce que nous savons de notre corps, c'est ce que nous en appréhendons par notre observation directe ainsi que par l'observation des autres. Notre miroir nous renseigne aussi d'une certaine façon sur nous-même. C'est son Moi que l'enfant regarde, c'est surtout à travers le masque de son visage qu'il se contemple. Mais le miroir ne nous renseigne que sur notre surface antérieure; il ne nous dit rien de ce qui se passe derrière, pas plus que nous ne percevons directement la face cachée de la lune; il ne nous dit rien de notre intérieur; il ne nous dit rien de ce qu'il y avait avant, de l'histoire de notre corps.

Pour Schilder, nous sentons une masse pesante (heavy mass); le poids de notre corps n'est pas ressenti d'une façon homogène et nous pouvons symboliser des masses pesantes sous forme de représentations optiques. La masse peut être vue comme des nuages d'écume, parfois comme de la poussière ou de la poudre, parfois comme quelque chose de liquide. Lorsque l'on se tient debout, la masse pesante est principalement dans les membres inférieurs et surtout dans les pieds. Un autre centre de gravité est l'abdomen et parfois la tête. Mais le tableau change lorsque l'on se couche. La masse pesante descend vers le dos. Au niveau de la tête, elle se rassemble dans la région de l'occiput. Le sommet de l'abdomen semble être plus ou moins vide. Schilder en arrive à la formulation générale que nous percevons notre corps comme une masse pesante et que la perception de notre corps n'est en aucune manière différente de n'importe quelle autre masse pesante. La perception de la pesanteur est dépendante du degré de la tension musculaire et des sensations de pression. Schilder insiste fortement sur le fait que ceci est tout ce que nous percevons de l'intérieur de notre corps. Les modifications de la perception de notre corps seront souvent des modifications de la perception de cette masse pesante. Toutes les autres sensations sont ressenties près de la surface. A propos de l'expérience du propre corps, Schilder parle encore d'une unité en développement, et de l'interférence continuelle de quatre niveaux d'organisation.

Le premier niveau serait purement physiologique,

en rapport avec le système nerveux neuro-végétatif et médullaire; les processus psychologiques en connexion avec ce niveau ne peuvent encore être formulés. Un deuxième niveau serait en connexion avec les activités focales du cerveau. Le mécanisme en tant que tel est physiologique, il se réfléchit de façon continuelle dans la conscience. L'état pathologique dans lequel des sujets ne distinguent pas la moitié de leur corps est à mettre en rapport avec des troubles à ce niveau. Un troisième niveau est en rapport avec les activités générales organiques en connexion avec les régions corticales. Ce serait ce mécanisme qui serait perturbé dans la psychose de Korsakoff. Au sens habituel, il s'agirait de quelque chose d'organique, mais d'une vie organique qui est très près de la vie psychologique. Ce serait comme un processus psychologique « gelé ». A un quatrième niveau les processus se déroulent dans la sphère psychique, mais influencent ce qui se passe dans la sphère somatique. Il y a une interaction continuelle de ces quatre niveaux dans le modèle postural du corps. C'est ainsi que pour cet auteur, qui base toutes ses considérations sur des réflexions psychophysiologiques, il n'est pas possible de concevoir l'image du corps en dehors de la société qui nous entoure d'une part et de notre personnalité profonde d'autre part. Il termine le livre consacré à cette question par les mots: « un corps est toujours l'expression d'un ego et d'une personnalité, et est dans un monde. Même une réponse préliminaire au problème du corps ne peut être donnée sans tenter une réponse préliminaire sur la personnalité et le monde ».

Cependant, cette vision globale des choses est loin

de se retrouver chez les nombreux auteurs qui ont étudié le problème de cette image du corps. Il est d'ailleurs bien normal, que lors d'une investigation, la recherche porte de façon spécifique sur un des aspects du problème. Si notre organisme, lui, forme un tout, notre réflexion est amenée à le morceler; cependant dans les conclusions que nous pouvons tirer de nos réflexions, il est pour nous une obligation impérieuse de le restituer comme un tout, sous peine d'échapper à ce qui constitue précisément le fond du problème à savoir le caractère global somato-psychique et la continuité évolutive de notre image du corps.

C'est ainsi que nous comprenons Demangeat lorsqu'il différencie le schéma corporel de ce qu'il appelle l'expérience figurée du corps, le schéma corporel étant cette connaissance en quelque sorte anatomique et fixée que nous avons de notre corps. Encore faudrait-il préciser que nous n'avons pas *réellement* conscience de notre schéma corporel. Nous n'en prenons conscience que de façon négative lorsque par exemple survient une de ces lésions étudiées par les neurologues à cause desquelles, nous perdons la notion de la situation, voire même de l'existence d'une partie de notre corps. Et ce n'est pas même le sujet qui prend conscience à ce moment-là du schéma corporel qu'il avait auparavant, mais l'observateur! En fait, nous sommes dans la vie avec nos émotions et nos préoccupations, sans nous soucier tellement de ce schéma corporel, qui par conséquent prendrait place à un niveau plutôt pré-conscient que conscient. Cependant l'expérience figurée du corps pour Demangeat est quelque chose de plus « senti », c'est « l'éprouvé corporel dans sa tendance à se spatialiser et à s'orienter sans cesse dans le champ d'une situation humaine ».

Mais cette perspective ne permet que l'appréhension de la figure. En effet, notre corps est limité dans l'espace, et c'est la perception de cette limitation, associée au refus de la paralysie qui nous fait nous mouvoir. Cette motilité est ce par quoi le Moi va vers le Monde. Il s'agit ici du Moi selon Freud, dont la fonction est précisément l'observation du monde extérieur, la perception et l'accès à la motilité. C'est à ce niveau du corps éprouvé dans l'espace que nous pouvons mieux sentir le caractère global de l'image que nous poursuivons. Le Moi, privé de l'accès à la motilité, n'a plus que la perception de cette fonction. Or il se trouve que c'est précisément à ce moment-là que la perception de l'image du corps se déforme. Chacun peut avoir l'expérience de ces paralysies d'un membre placé pendant un certain temps dans une position inconfortable. Il s'agit là incontestablement de paralysie périphérique et non pas d'une lésion du cortex cérébral au niveau où s'intègrent les données du schéma corporel selon les conceptions des neurologues. Or dans ces états où un bras ou une jambe sont paralysés pendant quelques secondes ou quelques minutes, les impressions que nous recevons de ce bras ou de cette jambe sont considérablement modifiées. Non seulement nous ressentons des paresthésies (sensations de fourmillement, de froid, de chaud, souvent très douloureuses) en rapport avec des modifications vasculaires, mais encore la forme du membre est modifiée; nous avons l'impression qu'il est plus petit, plus gros, plus grand et que sa situation dans l'espace n'est plus perçue correctement; nous sommes obligés de le regarder pour savoir dans quelle position exacte il se trouve (fléchi, étendu, à droite ou à gauche). Il en est de même dans le sommeil, où l'expérience que nous avons de notre corps est bouleversée par rapport à ce que nous en savons en état de veille. Il arrive qu'on se voie en rêve avec une taille lilliputienne ou au contraire en géant, et nous ne voulons pas parler ici des distorsions temporelles où nous nous voyons plus jeunes, ce qui constitue un autre problème. Dans les expériences d'extase, dans le Yoga ou le Zen, le corps est également perçu différemment jusqu'à n'être plus perçu du tout, la conscience pouvant alors précisément atteindre à la réflexion métaphysique ou philosophique souhaitée.

D'après Mircea Eliade l'âsana (posture yogique) donne une stabilité rigide au corps et en même temps réduit l'effort physique au minimum (59). On permet ainsi à l'attention de s'occuper exclusivement de la partie « fluide » de la conscience. Le but de ces positions méditatives est toujours le même: « la cessation absolue du trouble de la part des contraires ». On réalise ainsi une certaine « neutralité » des sens; la conscience n'est plus troublée par la « présence du corps ». On réalise la première étape vers l'isolement de la conscience, les ponts permettant la communication avec l'activité sensorielle commencent à être levés.

Or c'est précisément la relaxation, et plus précisément la relaxation d'après la méthode de Schultz, qui va nous permettre d'étudier et d'expérimenter ce phénomène. Dès le début de la présentation de sa méthode, Schultz signale que l'exercice de la pesanteur est accompagné d'expériences diverses. Un patient dit:

« le bras semble collé à la jambe », « il ne semble pas y avoir de liaison entre le corps et l'avant-bras ». Un autre indique, après un premier essai fructueux « j'ai noté une pesanteur violente dans les deux bras comme s'ils étaient attirés vers le sol ». Un psychologue expérimentant la pesanteur note entre autres son bras droit senti comme un membre étranger. Schultz note dans 1/3 des cas une augmentation appréciable du volume du bras exercé. Certains patients sentent un glissement de toute la partie supérieure du corps vers le côté du bras ressenti comme lourd. En fait, nos observations nous ont montré que c'est dans la presque totalité des cas, que les patients ou les personnes non malades, entraînés au training autogène montrent de telles impressions de transformation corporelle, ou de méconnaissances du « schéma corporel ». Il suffit pour cela d'interroger soigneusement les patients; on prend soin, bien entendu, d'éviter, au moment de leur donner les consignes, toute allusion ou toute indication pouvant constituer une suggestion par la suite.

Dans notre expérience personnelle, nous pouvons encore citer un patient qui avait l'impression que son épaule droite était suspendue à un mètre environ au-dessus de son corps et qui mit plusieurs semaines à raccrocher ce bras à sa véritable place. Citons encore, l'impression souvent décrite d'un bras et d'un avant-bras séparé par des zones vides, des trous. Les expériences les plus communes, sont des expériences de lévitation (le bras et même l'ensemble du corps semblant flotter au-dessus du plan du divan) ou d'enfoncement dans le divan.

Il apparaît donc bien, que lorsque nous supprimons

la motilité nous modifions par là même notre vécu corporel qui devient différent de notre expérience figurée du corps. L'expérience figurée du corps est donc une notion non directement vécue qui fait appel à notre expérience et à nos souvenirs ainsi qu'à notre conscience rationnelle; elle constitue ce par rapport à quoi nous comparons ce que nous ressentons lorsque, comme dans les expériences citées, nous sentons notre corps différent de ce que nous savons qu'il est.

Cependant, on pourrait objecter à ces expériences qu'il n'y a pas que la motilité qui est supprimée, mais les perceptions qui sont atténuées. En effet, le dormeur supprime, ou du moins diminue de façon considérable, toutes ses perceptions; dans l'expérience de la paralysie fonctionnelle d'un membre nous n'avons plus la perception cénesthésique de ce membre. Dans le yoga le sujet se coupe du monde, qui devient véritablement non perçu au niveau conscient; dans les exercices de relaxation également, les yeux sont fermés, le sujet devient peu à peu indifférent aux sensations qui lui viennent du monde extérieur; cependant dans ce dernier cas, ce qui constitue l'originalité du training autogène est que précisément le sujet se concentre sur les perceptions qui lui viennent de son propre corps. Dans ces conditions, c'est la suppression de la perception du monde extérieur ou la forte diminution de la perception du monde extérieur qui constitue probablement l'un des facteurs permettant ces déformations du vécu corporel. Il n'est pas indifférent de souligner que nous sommes là en présence des fonctions assignées au Moi par Freud, de perception du monde extérieur et de conscience.

Le Moi ainsi privé de l'accès à la motilité et de la perception du monde extérieur subit alors comme un retrait devenant plus proche des couches pré-conscientes et inconscientes de la personnalité comme nous l'avons vu plus haut, et se trouve en même temps plus proche de cette expérience plus ou moins consciente de notre image du corps.

On trouvera des conceptions analogues de l'image du corps et de la relaxation conçue comme une « somato-analyse » dans un article de Ch. Gellmann cité plus haut (43) « vécu corporel et relaxation ». Ch. Gellmann parle également de « narcissisme primitif » à propos de la régression de l'état autogène.

Dans sa plus récente communication, J. H. Schultz (Septembre 1966) (14), invite les praticiens du training autogène à se pencher sur la phénoménologie du corps et sur les travaux de H. Schmitz (70). Cet auteur nous invite à différencier les concepts de « Körper » et de « Leib », que Schultz propose de traduire respectivement par corps et par soma; le corps peut se mesurer de façon quantitative dans un espace physique et appartient partiellement à un certain espace. Le soma intime et immédiat ne peut se situer dans un espace absolu, ni par perception, ni par l'expérience rationnelle. Le soma est indivisible. Le corps et le soma se séparent d'une certaine étendue générale et jouent l'un par rapport à l'autre dans le vécu corporel de façon à ce que le soma propre en tant que « soma incorporé » (Körperlicher Leib) ait une localisation aussi bien relative qu'absolue. La constatation que ce soma incorporé est vécu comme des îlots de soma imprécis et variables et non dans une continuité relationnelle serait ainsi d'une importance fondamentale pour la psychothérapie.

Comme on le voit, l'apport de l'expérience du training autogène est précieux pour les réflexions psychologiques, métapsychologiques et phénoménologiques, et en retour ces réflexions nous amènent à perfectionner le champ d'action psychothérapique en intégrant les nouveaux concepts ainsi élaborés.

F) LA RELATION MEDECIN-MALADE: LES PROBLEMES DU TRANSFERT; LA PAROLE

La relation médecin-malade au début des premiers exercices du training autogène se structure d'après les particularités de l'apprentissage de cette méthode. Comme le dit Kammerer: « qui dit méthode, dit pédagogie... la relation thérapeute-patient se rapproche donc de la relation maître-élève »: cependant note cet auteur, elle « ...peut aussi, bien entendu, entrer en résonance avec la relation père-fils (fille) ou mère-fille (fils). Ce qui soulève du même coup le problème des faits de transfert. » Dans la méthode de Schultz strictement appliquée il existe une sorte de délégation thérapeutique au patient qui modifie la façon dont s'élabore le transfert. Une résistance à ce mode d'installation du transfert est constituée par des sujets « très avides, abandonniques, frustrés », qui cherchent davantage à recevoir quelque chose du thérapeute qu'à « apprendre quelque chose pour en jouir ensuite dans l'autonomie ».

Schultz écrit en effet: « en faisant abstraction du rôle que joue la déconnexion spécifique dans notre méthode, celle-ci se présente sous la forme d'une technique spécifique d'entraînement. Elle entretient, de ce fait, des relations étroites avec une psychothérapie de type rationnel, notion englobant dans ma terminologie toutes les psychothérapies qui recourent à des moyens pédagogiques ou « psychagogiques » (2). Par ailleurs Schultz indique que l'interprétation du training autogène en tant que forme de conversion à base d'un transfert dans des conditions particulières lui paraissait être une terminologie possible, à condition que les psychanalystes généralisent cette interprétation pour tout type d'entraînement ou d'apprentissage. Il semble que Schultz ait voulu considérer comme inutile cette dimension du problème qui cependant, semble prendre de nos jours de plus en plus d'importance dans l'opinion des praticiens du training autogène.

Dans sa méthode de régulation *active* du tonus, Stokvis utilisait la notion de transfert et il indique(5) « la relation médecin-malade est naturellement de très haute importance. En général, on peut dire que c'est davantage le médecin qui guérit que la méthode qu'il applique. Il est clair qu'ici c'est le rapport transfert-contre-transfert qui est d'importance primordiale ». On a vu (p. 114) que de Ajuriaguerra avait vu dans la « relation tonique » un aspect original de la relation médecin-malade. Dans sa préface au livre de Lemaire (53), de Ajuriaguerra écrit « il nous semblait en outre que toutes les méthodes de relaxation, même celles qui s'intitulaient physiologiques, impliquaient, surtout lorsqu'il existait un contrôleur, un état transférentiel qui ne devait pas rester inutilisé, et que le sevrage de la relation chez certains sujets risquait d'être ressenti comme une frustration; ceci d'autant plus qu'autrui est toujours présent dans le silence, et que la déconnexion éveille une vie instinctuelle très primitive et contradictoire d'agression ou d'amour, ce vécu inter-relationnel étant craint et désiré. ...Le corps vit ces états par des modifications toniques de niveaux divers, des contractions ou des décontractions suivant qu'on s'approche du sujet, qu'on le touche, qu'on s'en éloigne, ces actes étant considérés comme danger ou comme donation ...Il ne s'agit donc pas d'obtenir la simple détente mais d'analyser ces phénomènes par rapport à la relation comme passivité et comme résistance, d'étudier des mécanismes de défense à travers le transfert, de mettre en valeur les identifications. » Lemaire (53, p. 69) explique ainsi la relation tonique dans la méthode de de Ajuriaguerra: « ...obtenir une modification tonique n'a de sens qu'en rapport avec le changement qu'elle entraîne dans la relation à autrui: sur le plan thérapeutique, ce changement tonique doit se comprendre et s'utiliser dans le cadre de la relation psychothérapique médecin-malade. Les moyens d'action de la cure de relaxation se ramènent alors essentiellement à deux: d'une part son efficacité physiologique immédiate sur le tonus, qui aura un premier effet direct sur le symptôme, pendant la séance chez le thérapeute, puis pendant les exercices réguliers qu'exécute le patient dans l'intervalle des séances; d'autre part l'aspect psycho-thérapique de l'entraînement appuyé sur la personne du médecin, à partir d'un vécu corporel nouveau; ce travail permettra au malade de prendre conscience de ses réactions toniques au cours du dialogue, puis, progressivement, dans les circonstances qui provoquaient jusque-là les paroxysmes hypertoniques et les symptômes morbides ».

De même R. Cahn (5) indique que la résistance « ...se trouve souvent d'autant plus exacerbée que la situation créée à travers la relation établie entre le sujet et le relaxateur même si elle est apparemment médiatisée par l'apprentissage « officiel » d'une technique — fait surgir nécessairement un certain nombre d'affects parfois très archaïques. Les attitudes toniques expriment donc dans cette situation un certain vécu musculaire, une certaine attitude face au thérapeute, un certain langage, conscient et inconscient, court-circuitant le champ de la parole ». Cependant ajoute Cahn, « comprendre la signification d'un symptôme ou d'une résistance tonique ne doit pas conduire pour autant à l'interpréter. Le thérapeute doit garder la maîtrise de la situation, la relaxation revêtant alors une valeur surtout tactique dans la stratégie générale de la psychothérapie ».

Le transfert, dit Held (8) « ...semble au cours du training autogène s'effectuer à un niveau beaucoup plus profond permettant des expériences ineffables telles qu'il s'en produit sur le divan au cours de la cure-type. L'utilisation systématique et obligatoire de ces expériences dans le training autogène nous paraît devoir se comprendre comme une « tranche » de psychanalyse qui serait extraite d'une cure-type au moment où apparaissent les régressions corrélatives du « pré-verbal », à l'exclusion de ce qui donne à la cure-type sa valeur incomparable: la verbalisation de ces expériences, et, partant, la maturation progressive du Moi. »

Sapir, Philibert, Madame Gueulette et Prevost (8) indiquent que « l'élément relationnel à l'état pur apparaît dès la première séance... »

Dans leur communication au IVe Congrès Mondial de Psychiatrie, Madame Cohen, Sapir et Philibert (14), ont décrit une technique de relaxation par petits groupes menée par un couple de relaxateurs; dans cette technique les sensations, perceptions et fantasmes sont débattus à la fin de chaque séance dans un sens psychanalytique. Avec cette technique les relations transférentielles s'articulent comme dans une psychanalyse de groupe, thérapeutes féminin et masculin permettant les projections parentales des patients pendant que s'élabore une dynamique de groupe de type fraternel. Certaines observations d'ordre également psychanalytique, ont encore été faites par Dongier, et communiquées verbalement par cet auteur au IVe Congrès Mondial de Psychiatrie.

Dans l'étude des abréactions autogènes les fantasmes exprimés par le patient concernent souvent très directement le thérapeute. A l'analyse, écrite par le patient, ou verbale au cours de la séance il arrive fréquemment que le patient exprime le rôle que joue le thérapeute non seulement dans la dynamique de la cure, mais encore d'un point de vue transférentiel, en tant que représentant de tel ou tel aspect de ses images parentales.

Toutes les expériences convergent donc pour montrer le rôle important que joue la relation transférentielle dans la thérapeutique de relaxation et l'importance qu'il y a pour le thérapeute à pouvoir la percevoir. Cette relation, qu'elle se manifeste sur des modes infra-verbaux, toniques, voire dans le silence ou dans les résistances, doit également être considérée à travers les progrès de la cure elle-même, à travers les réactions du groupe lorsque la thérapeutique est effectuée en groupe et à travers la production fantasmatique lorsqu'on s'attache aux abréactions autogènes.

Nous avons vu que l'opinion des auteurs varie sur l'utilité d'interprétations dans le sens psychanalytique dans le training autogène. A notre avis, cette question ne saurait faire l'objet d'une systématisation. De nombreux facteurs, en effet, sont en cause: le type de personnalité du patient, ses caractéristiques névrotiques, l'étape de la relation transférentielle, mais aussi le type de personnalité du thérapeute, sa propre formation et le sentiment qu'il a de l'opportunité de parler ou non.

Dans certaines circonstances, lorsque la relation transférentielle est bien structurée et bien appréhendée par le thérapeute (que ces manifestations transférentielles se manifestent dans les réactions toniques du patient, dans la façon dont il exécute ses exercices et en rend compte au thérapeute, dans les modifications d'une situation de groupe, ou dans le contenu de fantasmes vécus dans l'état autogène), mais surtout lorsqu'on est certain de pouvoir faire progresser le patient, on peut être amené à formuler des interprétations dans un sens psychanalytique à la lumière d'un transfert qui peut alors être explicité.

D'autre part à la fin du traitement il nous paraît difficile de ne pas procéder à la liquidation d'un transfert installé à moins, comme cela se pratique parfois, comme semble le préconiser Held, et comme nous avons été amené à plusieurs reprises à le pratiquer, que la relation transférentielle nouée au cours de l'apprentissage du training autogène soit explicitée dans un deuxième temps d'une psychanalyse ultérieure faite alors en général par un autre thérapeute.

Le rôle de la parole dans la problématique transférentielle reste à étudier.

Il reste à envisager, notamment le problème du langage en tant que vecteur de la suggestion (dans le sens où nous l'avons précisé plus haut) et des formulations de résolutions dans le training autogène.

Ce point a été envisagé au cours du IVe Congrès Mondial de Psychiatrie dans une communication de Kammerer, Madame Thonier, Croufer et Durand de Bousingen (14). Ces auteurs sont amenés à étudier les particularités du langage « qui spécifient le dialogue du médecin et de son patient au cours du training autogène ». La parole n'est plus appliquée à l'autre, mais son objet est le corps propre du patient (à travers les formules standard). L'état autogène, induit par la déconnexion organismique, donne au langage sa résonance particulière » le sujet devenant sensible au langage des symboles ». ...« c'est dans un éprouvé spécifique, de nature psychosomatique, que se déroule le discours. C'est cet état particulier, qui conditionne son pouvoir à un niveau différent de celui de la pensée discursive et rationnelle de l'explication scientifique habituelle. »

Quant aux formules organo-spécifiques, « elles réalisent dans leur structure une mise en forme du contrat qui va lier le patient à son thérapeute. Le type de leur langage se rapproche des formules magiques: réduction à l'image, peu d'action, condensation nominale et adjective, structure incantatoire. A la différence de l'explication scientifique, il ne s'agira pas de rattacher des états confus et inorganisés à une cause objective, mais de les articuler sous forme de totalité à modifier, système valant précisément dans la mesure où il permet la précipitation, la coalescence de ces états diffus en une synthèse dont la parole du médecin assure la cohérence. Le médecin fournit dans la F.O.S. un langage dans lequel peuvent s'exprimer des états informulés et autrement informulables. C'est le passage à cette expression verbale qui provoque un débloquage du processus physiologique, c'est-à-dire la réorganisation dans un sens favorable de la séquence dont le malade subit le déroulement. Une différenciation progressive s'élabore: « d'avoir un corps » ou « d'avoir une maladie » évolue vers « être un corps-devenant vers le bon-bien ».

Dans ce texte les auteurs assimilent de façon formelle ce processus de communication magique par le langage, au processus shamanistique décrit par Lévi-Strauss (54). Il nous paraît cependant nécessaire de préciser qu'il ne s'agit pas ici de considérer le processus de guérison comme une manifestation irrationnelle mais d'intégrer l'explication de ce processus de guérison dans une tentative d'explication rationnelle du mode de guérison dans la médecine shamanistique comme dans le training autogène. Pour revenir à Freud, pour qui « le principe qui régit la magie, la technique du mode de pensée animiste, est celui de la toute-puissance des idées » (40), il faut bien préciser que c'est à la faveur de la profonde régression caractéristique de l'état autogène que l'on peut atteindre chez le patient ce mode de pensée magique.

D'après Kammerer, Madame Thonier, Croufer et Durand de Bousingen (article cité) « les formules intentionnelles impliquent une visée plus vaste au niveau d'une restructuration générale de la personnalité tout entière. On met en formule pour le patient une « intentionnalité future proposée » qui « va agir comme un modèle analogique mobilisant globalement les structures inconscientes et conscientes du patient. La pensée pathologique, débordée par ces interprétations imaginaires et ses résonances affectives, surchargent une réalité devenue angoissante, va se mouler sur un signifiant proposé par le médecin, agissant comme représentant du mythe social... le médecin est, en position tierce, le garant de la conformité au groupe ». « C'est dans cette mise en forme verbale de l'étrange, de l'« Unheimlich », dans un verbe socialisé, que la parole va agir par efficacité symbolique. Le médecin, dans son double rôle d'auditeur et d'orateur, établit une relation immédiate avec la conscience, médiate avec l'inconscient, dans cet état de déconnexion organismique. ...le langage du training autogène permettrait en définitive une intégration du mythe personnel du sujet au mythe collectif de la pensée courante, symbolisée par la parole du médecin dans une structure relationnelle essentiellement imaginaire ». Pour ces auteurs « la résolution du transfert sera recherchée alors, non pas pour l'explicitation de sa structure et de son contenu imaginaire, mais par l'appropriation par le patient de son corps propre à partir de la parole du médecin, avec identification structurante préalable à sa personne (phase suggestive du training autogène) puis à sa technique (phase auto-concentrative du training autogène). C'est dans la mesure où cette appropriation de son corps propre peut être réussie que le training autogène peut amener la libération du patient par desaliénation transférentielle au médecin. »

« Possédé, parlé plus qu'il ne parle, nous dit This (72) le sujet servait de caisse de résonance au langage des autres, ses symptômes révélaient la parole de l'autre. Il était nécessaire qu'il soit « délivré » des significations parasites, mensonges et stigmates reçus au cours de sa vie. En se relaxant l'homme retrouve une densité expressive qui lui permet enfin d'actualiser librement le sens qu'il veut donner à sa vie. »

On est ainsi amené à différencier un concept fondamental qui sépare les formules organo-spécifiques des formules intentionnelles; dans le premier cas la mise en formule de la résolution avec la technique décrite ci-dessus (p. 97) destinée à être accessible aux couches les plus profondes de la personnalité, vise à permettre au patient de réorganiser son corps propre dans la mesure où la relation transférentielle ayant été établie, le patient accepte la parole du médecin; dans le deuxième cas, il y a soumission du patient au désir du groupe (« je m'endors facilement le soir », « les jeunes garçons me sont indifférents »); cette soumission se fait également à la faveur d'une relation transférentielle profonde où la parole du médecin est acceptée profondément comme la litanie berceuse par laquelle le patient va fasciner ce qui se rebelle en lui.

CONCLUSION: AMORTISSEMENT DE LA RESONANCE EMOTIONNELLE DES AFFECTS

En conclusion de cette étude des implications psychologiques du training autogène, on voit à quel point l'attention des praticiens de cette technique est actuellement attirée vers l'aspect psychologique profond de cette méthode; les analogies que présentent les psychothérapies par training autogène avec la psychanalyse et les autres psychothérapies d'inspiration psychanalytique sont riches de promesses, autant pour une application plus profonde et plus étendue du training autogène que pour l'enrichissement de la recherche en psychologie des profondeurs. Il est vrai que, comme le dit Friedemann (8), « le champ d'application de la méthode du maître Schultz est extrêmement vaste, surtout si nous savons y intégrer nos expériences médicales et psychothérapeutiques. N'oublions pas que J. H. Schultz a créé sa méthode grâce à une rare maîtrise des différentes disciplines médicales et psychologiques ».

Cependant, il faut bien dire que des résultats positifs au point de vue thérapeutique sont enregistrés sans recourir à des notions psychologiques complexes et sans que le thérapeute soit qualifié comme psychanalyste. Le mécanisme d'action du training autogène dans ce cas peut néanmoins se trouver dans une relation transférentielle informulée et aussi inconsciente pour le thérapeute que pour le patient; elle peut également résider dans les phénomènes d'abréactions autogènes décrits par Luthe, également informulés, et inconscients, autant pour le médecin que pour le patient. Cependant les résultats ont dans ces cas une portée limitée et on aboutit au but que se propose J. H. Schultz en appliquant le cycle inférieur du training autogène employé « à l'état pur » (ce qu'on a pu appeler « le training sec »), c'est-à-dire l'amortissement de la résonance émotionnelle des affects (Resonanzdämpfung der Affekte). Schultz entend par là qu' « une technique qui permet à celui qui s'y est exercé de mettre en état de repos par un acte de concentration momentanée des systèmes expressionnels comme les muscles, les vaisseaux, le cœur et l'appareil respiratoire, voire même partiellement le tonus des organes abdominaux, puisse supprimer une partie importante de la tension affective ...la méthode est dès lors diamétralement opposée à toutes les méthodes qui prétendent diminuer par une tension violente les besoins d'expression ainsi qu'à toutes les méthodes d'invigoration » (2, p. 45). Mais il ne s'agit pour Schultz que d'un premier degré dans les résultats pouvant être obtenus par sa méthode. En lisant les travaux de Jacobson on voit que, chez cet auteur également, une certaine tranquillisation est attendue de la relaxation musculaire: « Lorsqu'il aura appris à reconnaître ces tensions exagérées comme dans l'anxiété excessive, et à parvenir à la relaxation, un pas sera fait vers une efficience personnelle accrue » (8).

De même, « le contrôle de la tension a pour but d'enseigner à un sujet une méthode en vue de lui permettre de mesurer ses dépenses en énergie et en conséquence d'en établir une économie dirigée et raisonnée dans sa vie journalière » (5). Cependant Jacobson, nous l'avons vu, refuse absolument d'aller plus loin dans sa méthode et estime même qu'un certain degré d'anxiété est nécessaire: « la libération totale de l'angoisse serait aussi dangereuse que l'abolition totale de la sensation douloureuse » (8). Au contraire la méthode de Schultz permet d'obtenir des effets gradués selon les nécessités du traitement, et le désir et les possibilités du thérapeute.

CHAPITRE VI

LES INDICATIONS THERAPEUTIQUES

Dans ce chapitre, qui pourrait être extrêmement vaste, il convient de différencier tout d'abord les indications thérapeutiques des méthodes inspirées de Jacobson et les indications des méthodes en rapport avec le training autogène.

Jacobson indique (5) « que les méthodes de relaxation peuvent être utilisées pour combattre toutes les maladies et désordres dans lesquels une tension neuromusculaire est identifiée. » Dans un premier type de « désordres de tension », l'auteur comprend « des sujets qui présentent des formes communes de fatigue, de nervosité générale ou d'hyperémotivité, où une affection organique peut être évoquée ». Dans un second type de désordres de tension entrent des affections telles que l'hypertension essentielle. Jarreau nous indique (5) « comme domaine d'application de la méthode de Jacobson »: les peurs, les phobies, l'anxiété, l'insomnie, les céphalées, certaines affections digestives; cette méthode contribuerait également à diminuer les douleurs des affections coronariennes.

Dans leur article sur la « Rééducation Psychotonique », R. Jarreau et Madame R. Klotz (10) groupent les indications des diverses méthodes de relaxation en un seul chapitre, semblant indiquer par là qu'ils ne considèrent pas qu'il existerait des indications spécifiques des techniques issues de la méthode de Jacobson, mais que ces indications seraient les mêmes que celles des autres méthodes de relaxation.

Quant à la méthode de Gerda Alexander, elle semble avoir des applications surtout prophylactiques.

En fait comme dans le reste de cet ouvrage c'est à travers la méthode de Schultz et les méthodes apparentées que nous allons étudier les indications des méthodes de relaxation de façon plus précise.

Tout ce que nous avons dit du training autogène montre que cette thérapeutique agit de façon organismique, c'est-à-dire que le travail d'élaboration s'effectue parallèlement dans le domaine physiologique et dans le domaine psychologique. C'est dire, qu'en ce qui concerne les indications, on pourra aussi bien être amené à les poser en fonction de certains aspects spécifiques physiologiques des exercices standard du premier cycle (relaxation musculaire, vasculaire etc.) qu'en fonction du rôle général de décharge autogène réalisé par cette technique et qui permet d'effectuer une régulation neuro-physiologique centrale allant dans le sens opposé des effets du stress; on peut aussi considérer l'effet produit par le training autogène en tant que psychothérapie d'inspiration psychanalytique dans laquelle, à travers une relation transférentielle verbale, ou non verbale, la reviviscence de situations traumatisantes peut amener à la résolution de conflits pathogènes.

Ce caractère global de la méthode nous amène, avant d'examiner à quels troubles elle va pouvoir être appliquée, à nous poser la question de savoir par qui et chez quels malades.

A) PRATIQUE DES THERAPEUTIQUES DE RELAXATION

Certains des aspects développés plus haut (p. 91) et qui concernent l'existence de processus psychologiques extrêmement complexes, pourraient laisser penser que cette méthode ne pourrait, à la limite, être maniée que par un psychanalyste averti. En fait ce n'est pas le cas. S'il est certain que le psychanalyste va prendre en considération un certain nombre de phénomènes se produisant pendant la cure et va essayer d'infléchir la dynamique de celle-ci dans le sens d'un approfondissement, avec le projet d'amener à la conscience claire du sujet le reflet d'un inconscient obscur et pathogène, il n'est absolument pas nécessaire qu'il en soit ainsi.

Il n'est pas nécessaire non plus que le médecin pratiquant la méthode soit un spécialiste au courant des problèmes neuro-physiologiques. Même s'il peut être utile de savoir qu'une manifestation pathologique d'ordre psychosomatique ou qu'un effet abréactif apparu en cours de traitement chemine par certaines voies nerveuses et aboutit à certaines aires cérébrales, cela n'est absolument pas indispensable ni même nécessaire et reste à notre opinion du domaine de la recherche expérimentale.

Par contre deux impératifs nous paraissent devoir être réalisés: être médecin et pratiquer ou avoir pratiqué soi-même le training autogène.

La nécessité pour celui qui pratique le training autogène d'être médecin a été soulignée par tous les auteurs qui se sont penchés sur la question, en premier lieu par J. H. Schultz lui-même. Dans la dernière édition (8) de « La Relaxation », Schultz indique: « aussi faut-il exiger avec insistance que le training autogène soit exclusivement utilisé par des médecins, ou du moins sous un contrôle médical strict. A la IIIe réunion du Comité International de Coordination du Training Autogène (I.C.A.T.) dans le cadre du IVe Congrès Mondial de Psychiatrie à Madrid en septembre 1966, tenue sous la présidence du Professeur Kammerer et en présence de J. H. Schultz, il a encore été souligné que cette méthode ne devait être pratiquée que par des médecins exclusivement.

En effet seules les études médicales permettent au thérapeute de comprendre la multiplicité des phénomènes psychosomatiques qui se déroulent chez le patient pendant la cure; seul le médecin peut prendre la responsabilité d'avoir à se préoccuper de phénomènes paroxystiques se déroulant à l'occasion du training autogène. D'autre part, dans ce vaste domaine psychosomatique, il est absolument essentiel qu'à chaque instant le thérapeute puisse établir un diagnostic différentiel avec une affection organique intercurrente, même une fois le diagnostic posé de syndrome fonctionnel par exemple.

Enfin cette recommandation impérative entre dans le cadre d'une politique pratiquée dans la plupart des pays, et, dans la mesure où le training autogène est une thérapeutique médicale, son emploi par des non-médecins relève de l'exercice illégal de la médecine.

Par contre, en ce qui concerne l'utilisation du *cycle supérieur* du training autogène, Schultz insiste à plusieurs reprises sur la nécessité, pour celui qui le pratique, qui peut en faire profiter ses patients, d'être un psychiatre averti et de « disposer de sérieuses connaissances en psychologie clinique ». Il en est de même de la manipulation des abréactions autogènes pour laquelle, notamment si l'on a en vue leur contenu fantasmatique, ou l'étude des manifestations transférentielles, il convient que le thérapeute soit lui-même psychanalyste.

La nécessité de l'apprentissage personnel du training autogène par le médecin lui-même qui se propose de l'utiliser dans sa thérapeutique, a été soulignée d'emblée par Schultz; on lit dans son ouvrage fondamental (2, p. 154): « le médecin qui s'intéresse à la méthode devrait autant que possible expérimenter sur lui-même le caractère particulier et la portée de cette technique sous la direction d'un collègue expérimenté jusqu'à ce qu'il en ait lui-même acquis une parfaite maîtrise. Sans parler des avantages d'ordre psycho-hygiénique qu'il en retirerait, ce n'est qu'ainsi qu'il pourra entrer en communication profondément avec le travail de ses patients et qu'il pourra les conseiller et leur donner appui à chaque moment et pour toutes les difficultés qui pourraient se présenter ».

Cette recommandation, bien qu'évidente, demande à

être rappelée, pour la pratique d'une méthode qui intéresse le vécu corporel de façon globale. Cette nécessité a également été rappelée à la IIIe Réunion de l'I.C.A.T. (14).

En ce qui concerne l'utilisation du training autogène par des médecins non spécialistes en psychiatrie, elle est hautement recommandable, à condition que les indications précédentes soient respectées, pour différentes raisons. Tout d'abord le grand nombre de patients susceptibles de bénéficier de cette méthode dépasse très largement les possibilités des pyschiatres; d'autre part les médecins peuvent avoir à leur disposition avec le training autogène une méthode qu'ils peuvent utiliser sans connaissance théorique approfondie des problèmes spécifiques de psychologie clinique et traiter ainsi eux-mêmes leurs patients présentant des troubles partiellement ou totalement psychosomatiques. On peut dire au sujet du training autogène ce que disait Freud au sujet de la psychanalyse dans sa préface à un ouvrage du Dr Steiner sur l'impuissance masculine (35): « il y aura un grand progrès thérapeutique, lorsque le spécialiste (non psychiatre) qui a affaire à un patient présentant une « névrose d'organe » ne le laissera plus partir avec les mots « il ne vous manque rien; c'est nerveux »; ou bien avec la suite qui n'est pas bien meilleure: « allez voir un neurologue; il vous ordonnera une petite cure d'eau froide ». Il semble qu'on puisse bien plutôt exiger d'un spécialiste de maladies d'organes, qu'il soit en mesure de comprendre et de traiter les perturbations d'ordre psychiatrique qui relèvent de son domaine, plutôt que d'exiger du psychiatre qu'il se transforme en spécialiste universel pour tous les organes, pouvant être touchés par des symptômes névrotiques. On pourrait ainsi prévoir qu'à ce moment seules les névroses avec une symptomatologie psychique prédominante resteront du domaine du psychiatre ». Freud indique plus loin que cette affirmation semble exagérée au moment où elle est écrite, mais prédit « avec confiance » qu'elle deviendra un jour un lieu commun (1913).

B) CONTRE-INDICATIONS

Il est temps de se pencher à présent sur la question de savoir *à qui va s'appliquer la méthode*. Cette question est en réalité celle des *contre-indications*. Nous avons vu chemin faisant au chapitre précédent un certain nombre de restrictions à l'emploi du training autogène. Rappelons que les sujets présentant un état hypomaniaque accentué, les grands instables psychomoteurs et les patients présentant une névrose obsessionnelle grave n'ont pas la possibilité d'arriver à la concentration passive, à moins d'une éventuelle aide psychothérapique ou chimiothérapique par ailleurs. Les malades présentant d'importants traits de caractère paranoïaque vont se méfier de l'aspect suggestif de la méthode, aspect qui donnera l'occasion aux névroses obsessionnelles graves de se réfugier dans des mécanismes de défense de type perfectionniste. Chez les personnes présentant les symptômes de la cuirasse caractérielle de Reich, leur hypertonus musculaire va constituer un obstacle sérieux à l'abandon des contrôles. Nous avons vu également qu'il est contre-indiqué de faire vivre à des schizophrènes des abréactions autogènes qui pourraient donner lieu à des aggravations symptomatiques, voire au déclenchement d'états psychotiques aigus. Les hypocondriaques délirants, chez qui une fixation narcissique archaïque risque de se voir aggravée par les expériences cénesthésiques de la relaxation, ne pourront pas bénéficier non plus du training autogène. Pour les psychiatres rompus aux disciplines psychanalytiques ces contre-indications seront relatives car un certain nombre de ces phénomènes sont utilisables dans une perspective dynamique. En ce qui concerne les médecins non psychiatres, se pose le problème d'établir un diagnostic de personnalité au moins approximatif ou de se guider sur l'avis d'un psychiatre consultant. De toute façon comme le fait remarquer Kammerer, et à moins de contre-indications majeures, « il n'est pas interdit de tenter un essai d'une quinzaine de jours en proposant au sujet les premiers exercices » (5). Il nous reste à présent à examiner quelles sont les circonstances dans lesquelles les méthodes de relaxation sont indiquées.

C) INDICATIONS

On trouvera dans différents ouvrages cités (1, 2, 6, 8, 9, 11) et notamment dans la traduction française (IIIe édition) du Training Autogène de Schultz une énumération des symptômes et des affections qui relèvent d'une thérapeutique par relaxation. Cette énumération recouvrant l'ensemble du domaine de la médecine, il nous a semblé plus opportun dans le cadre de cet ouvrage de ne présenter ici qu'une étude synthétique de ces indications.

1) *DOMAINE DE LA MEDECINE GENERALE ET DE LA MEDECINE SPECIALISEE NON PSYCHIATRIQUE*

a) *Affections ne présentant pas un caractère psychosomatique évident*

Les méthodes de relaxation ont été utilisées dans un certain nombre d'états ou de maladies ne présentant aucun caractère psychiatrique ou psychosomatique évident. C'est ainsi que plusieurs auteurs ont trouvé intéressant de faire pratiquer à des tuberculeux pulmonaires en cure sanatoriale la méthode du training autogène avec la double perspective d'une incidence physiologique favorable par des formules standard ou organo-spécifiques dans la région pulmonaire, et d'une sorte de prophylaxie des perturbations névrotiques rencontrées chez ces patients chez qui le repos, l'inactivité et un long séjour hospitalier sont souvent prescrits, ce qui ne correspond que très rarement à leurs préférences psychologiques.

Chez des enfants déficients visuels, les exercices de relaxation semblent permettre, par la modification du vécu corporel, une compensation à des déficits causés par les perturbations du développement fréquentes chez ces enfants, et par les particularités éducatives qu'on remarque chez eux habituellement. D'autre part, comme le font remarquer Ségur et Lairy (5), « on peut concevoir que chez ces enfants rendus anxieux, voire pré-phobiques, par une longue habitude d'appréhension ou d'interdiction des expériences motrices, le contrôle et la maîtrise puissent constituer une voie d'approche plus aisée et plus adéquate des problèmes affectifs que les moyens habituellement utilisés pour les psychothérapies d'enfants, en particulier le dessin, qui mettrait l'accent sur le symptôme déficitaire ».

Les méthodes de relaxation trouvent également une indication extrêmement intéressante dans la préparation psycho-prophylactique à l'accouchement. Des observateurs tels que Prill (6) ont souligné l'intérêt pour l'analgésie obstétricale, de la relaxation musculaire totale du training autogène, mais en même temps, la possibilité, « grâce à l'intériorisation somatisante et au vécu cénesthésique particulier de cette méthode, de diminuer le conflit entre le sujet et la douleur physique, en objectivant la corporalité ». Par ailleurs la régression (au sens psychanalytique) observée chez la parturiente et réalisée par le training autogène joue un rôle fondamental. « La résignation et la relaxation ouvrent les couches profondes de la personne, laissant ainsi parvenir à la conscience claire des tâches instinctives souvent refoulées par les gestantes; elles mènent ainsi à une évolution du Moi vers l'état de mère, à une maturation ».

D'autres états habituellement non considérés comme de nature psychosomatique bénéficient de la relaxation par training autogène. C'est ainsi qu'on a décrit une amélioration importante de troubles hémorroïdaires sous l'influence d'un training autogène avec formules organo-spécifiques (concentration sur la chaleur dans la région anale). Dans ce cas, outre la possibilité qui est donnée au sujet de modifier l'état vasculaire de la région d'un point de vue physiologique, il convient de ne pas méconnaître l'influence inconsciente d'une telle méthode sur l'investissement psychologique considérable de la région anale. Les lésions de cette région semblent particulièrement avoir besoin d'une telle thérapeutique organismique en raison de la présence constante chez tout individu de fantasmes régressifs, qui par un mécanisme qui devient alors psychosomatique, risque d'aggraver les phénomènes, ou de retarder la guérison.

Les mêmes phénomènes psychologiques sont à l'œuvre, bien que de façon moins nette, dans les syndromes vasculaires des extrémités, comme, par exemple, les artérites des membres inférieurs. Ici encore les modifications vasculaires périphériques entraînées par une concentration sur la chaleur dans les régions atteintes constituent un adjuvant thérapeutique inappréciable en même temps qu'elles permettent à la psychologie profonde du patient d'assumer ce qui est toujours vécu plus ou moins profondément comme une castration.

Il est clair que l'on pourrait ici multiplier les exemples; le médecin de médecine générale ou le spécialiste trouveront dans leur intuition clinique quelles sont les affections médicales et quels sont les malades qui leur paraîtront relever du training autogène; comme on l'a vu, en général les indications sont constituées par l'association de la possibilité d'exercer une action par des formules standards ou organo-spécifiques et de la nécessité pour le patient d'avoir à assumer des états pouvant avoir des répercussions psychologiques profondes quel que soit par ailleurs son équilibre psychologique apparent.

b) *Affections habituellement considérées comme de nature essentiellement psychosomatique*

La formulation prudente du titre de ce paragraphe est due à l'impossibilité de définir actuellement de façon satisfaisante ce qu'est une maladie psychosomatique. Même en admettant avec Nacht et Held (Maladies psychosomatiques ou malades psychosomatiques) (6) qu'il n'existerait que des *malades* psychosomatiques, il reste cliniquement évident qu'un certain nombre d'affections du domaine médical relèvent statistiquement beaucoup plus que d'autres du domaine psychosomatique.

D'après Marty et Fain (Psychanalyse et Médecine psychosomatique in la Psychanalyse d'aujourd'hui, P.U.F., Paris 1956, cité par Nacht et Held) la maladie psychosomatique est caractérisée par la présence d'une relation précise entre la situation conflictuelle, englobant d'ailleurs la personnalité du malade, et la forme même de l'affection; le malade psychosomatique montrerait seulement à l'observateur la présence d'une situation conflictuelle, l'existence d'une maladie somatique et les arguments justifiant la relation existant dans le temps entre la situation conflictuelle et la symptomatologie. Pour Valabrega (73) il existe une définition opératoire usuelle du champ psychosomatique. Cet auteur indique que lorsque les médecins interprètent les signes qu'ils ont observés en les rattachant à un contexte psychosomatique, « ils veulent dire qu'ils se trouvent en présence d'un trouble organique dont l'allure ...fait penser à une étiologie totalement ou en partie psychique, c'est-à-dire affective et émotionnelle.

Si le trouble paraît entièrement déterminé par de tels facteurs, on parle de psychogenèse (par exemple: l'énurésie infantile psychogène). Si le trouble paraît en partie seulement déterminé par ces facteurs, on parle de troubles psychosomatiques ». Cette définition opératoire usuelle ne paraît nullement satisfaisante à l'auteur, qui cependant termine son ouvrage en insistant sur la difficulté d'en trouver une.

Il n'est pas davantage possible de trouver une définition claire et qui soit commune au moins à certains groupes de médecins dans les actes du Ier Congrès de médecine psychosomatique de langue française (6).

Delay, dans son brillant rapport introductif à ce Congrès, « Perspectives psychosomatiques » (6) examine la question sous les angles les plus divers et conclut de même à la difficulté de cette définition; cependant nous notons que malgré cela, il existe ce que l'on pourrait appeler un schème de ce que sont les maladies psychosomatiques: « cependant, en présence d'un asthme, d'une hypertension, d'un ulcère, d'un glaucome, d'une colite, d'un diabète, d'un Basedow, où l'on trouve des facteurs émotionnels, il est toujours difficile de préciser si ceux-ci ne sont que des éléments d'une constellation étiologique ou s'ils jouent un rôle prédominant » (p. 16).

Dans l'ouvrage « La Médecine psychosomatique » (10) H. P. Klotz indique (p. 13) « aucune classification valable ne peut être, à l'heure actuelle retenue, puisque aussi bien la médecine psychosomatique n'est qu'à l'aube de son étude scientifique »; cet auteur distingue deux groupes de faits: ceux qui ont une psychogenèse et ceux qui ont une neurogenèse. Parmi les premiers se situeraient les « symptômes qui sont l'expression, sous une forme parfois symbolique, d'une difficulté psychique, qui relève en quelque sorte d'une motivation consciente ou inconsciente »; « ailleurs les symptômes constatés témoignent moins d'une psychogenèse que d'une neurogenèse, c'est-à-dire qu'il existe dans l'étiologie une composante systémique ». Le premier groupe de Klotz concerne des affections que les psychiatres auraient davantage tendance à classer dans les névroses, alors que dans son deuxième groupe entreraient les affections qui sont plus habituellement classées sous la rubrique psychosomatique. C'est ainsi que l'auteur cite les perturbations profondes d'un système neuro-somatique déterminé comme par exemple un trouble hormonal (par exemple décompensation neurogène d'une tétanie latente, aménorrhée d'origine centrale) mais aussi des syndromes « mixtes, dans lesquels le symptôme somatique est la forme d'existence sur le plan physique d'un trouble profond dont la forme complémentaire est une anomalie caractérielle ou névrotique ». Il en est ainsi des obésités diencéphaliques, des spasmophilies etc.

Dans l'Encyclopédie Médico-Chirurgicale (Psychiatrie) Ch. Brisset et M. Sapir se demandent également dans l'introduction au chapitre de Médecine psychosomatique (22) si la médecine psychosomatique existe.

Pour ces auteurs serait surtout valable l'*approche* psychosomatique, en raison de la nature trop contradictoire des *théories* psycho-somatiques, du caractère trop mal étayé des hypothèses et des possibilités de recherche trop mal définies.

Dongier (32) indique que le terme de médecine

psychosomatique peut être employé au moins dans deux sens différents. On distinguera donc une certaine approche générale de la médecine prenant en considération *dans n'importe quelle maladie* la totalité de l'être humain aussi bien dans ses aspects psychologiques que biologiques »; il s'agit là de l'aspect généralement qualifié d'organismique.

« Et en un sens plus restreint le terme psychosomatique s'applique à « un groupe de maladies » telles que l'hypertension artérielle, l'ulcère gastrique, l'asthme etc. dans la genèse desquelles les facteurs psychologiques jouent un rôle de premier plan. Dans cette perspective une relation précise de cause à effet est supposée entre l'état mental et le désordre organique ».

En ce qui concerne l'approche psychosomatique de l'ensemble du domaine de la médecine, nous avons vu dans le chapitre précédent, à propos de quelques cas particuliers, que le training autogène en tant que thérapeutique organismique permettait précisément d'entrer à plein dans ce champ psychosomatique. A la recherche à présent d'une définition plus étroite du concept psychosomatique nous nous placerons dans le cadre de la deuxième définition de Dongier sans vouloir y voir un point de vue théorique; en effet, il est nécessaire pour le thérapeute d'avoir un point de vue pratique et commode dans un souci d'efficacité. Il est évident que c'est dans les maladies psychosomatiques, au sens restreint, qu'une thérapeutique organismique aura le plus de chances de succès. Comme le fait remarquer Dongier, dans le groupe de maladies que l'on peut appeler psychosomatiques au sens restreint, le facteur stress joue un rôle majeur qu'il s'agisse d'un traumatisme spectaculaire physique évident, ou d'un traumatisme psychologique apparemment banal, le plus souvent inconscient. Dans la mesure où nous avons vu au chapitre consacré à la physiologie que le training autogène avait une tendance générale à aller dans le sens opposé à celui des stress, l'idée se renforce de l'utilité des méthodes de relaxation dans le cadre des affections psycho-somatiques.

Un des problèmes qui préoccupent le plus les théoriciens de la médecine et de la psychanalyse, c'est d'essayer de comprendre pourquoi les conflits psychologiques, somme toute assez monotones, pour reprendre le mot de Held, arrivent à réaliser des syndromes psychosomatiques très dissemblables, et d'autre part, comment ces mêmes conflits, arrivent à déterminer l'apparition de syndromes purement névrotiques chez les uns et psychosomatiques chez les autres.

Comme le montre Dongier dans un tableau d'un raccourci saisissant et évocateur, les réactions émotionnelles peuvent provoquer sur les différents appareils du corps trois catégories de troubles, dont les premiers seront considérés comme « physiologiques normaux », les seconds comme « fonctionnels » et constituant les « névroses d'organes » et les troisièmes comme maladies formant à notre sens le cadre psychosomatique proprement dit.

Le training autogène pourra ainsi s'appliquer de façon tout à fait élective aux maladies constituant cette troisième catégorie. Il s'agit en général d'affections d'allure chronique, souvent graves, profondément inscrites dans le corps, pour lesquelles les thérapeutiques

Appareils	*Composantes physiologiques normales de la réaction émotionnelle*	*Troubles fonctionnels*	*Maladies psychosomatiques*
Cardio-vasculaire	Tachycardie, fluctuations tensionnelles	Palpitations, lipothymies, syncopes, hyper- ou hypotension temporaire	Tachycardies paroxystiques, coronaropathies, hypertention artérielle chronique, artériosclérose, maladie de Raynaud
Respiratoire	Soupir, tachypnée	Dyspnée névropathique, oppression respiratoire	Asthme, tuberculose
Urinaire	Pollakiurie, polyurie	Rétention d'urines, énurésie	
Locomoteur	Tension musculaire, hypotonie	Courbatures, lombalgies, asthénie	Polyarthrite chronique évolutive
Digestif	Inappétence	Boulimie, obésité, anorexie, maigreur, dyspepsie, diarrhée, constipation, spasmes divers (biliaires etc.)	Ulcères gastroduodénaux, recto-colites hémorragiques
Endocrinien	Réactions diencéphalohypophysaires et leurs conséquences ...décharge adrénalinique...	Aménorrhée, dysfonction menstruelles diverses, hypoglycémie	Hyperthyroïdie
Nerveux	Tremblement	Céphalées, épilepsie « fonctionnelle », hyperesthésies	Migraine, sclérose multiloculaire
Génital	Sécrétions des muqueuses, érection	Impuissance, frigidité, vaginisme, stérilité	Ovarite sclérokystique, fibromes
Cutané	Pâleur, rougeur	Prurits divers (en particulier vulvaire, anal)	Urticaire, pelade, eczéma, psoriasis
Visuel	Larmes	Inflammations (orgelet)	Glaucome
Oto-rhino-laryngologique	Modifications de la voix	Aphonie	Vertiges de Ménière

(D'après Dongier: Névroses et Troubles Psychosomatiques)

« organiques » causales sont peu efficaces ou n'ont pas pu être découvertes, et les thérapeutiques symptomatiques aléatoires. Ici le training autogène pourra agir en permettant de rompre le cercle vicieux psychosomatique, tel qu'il est décrit par tous les auteurs qui se sont occupés de ce groupe d'affections. La littérature s'enrichit chaque jour, en effet, des résultats parfois inespérés et souvent spectaculaires, obtenus dans ce cadre précis des maladies psychosomatiques. La plupart des auteurs de tendance psychanalytique pensent aujourd'hui que si le trouble psychosomatique est en rapport causal soit partiellement, soit exclusivement avec des conflits psychologiques inconscients, que ce soit de façon exclusive ou seulement partielle, en tenant compte des prédispositions constitutionnelles, héréditaires etc. et de facteurs circonstanciels, on ne reconnaît pas à ces troubles une valeur de symbolisation. C'est en ce sens que pour Klotz ils sont « neurogènes ». C'est ce qui les oppose aux troubles névrotiques proprement dits, qui comportent, eux, une psychogenèse prédominante ou exclusive et une symbolisation analysable.

C'est dans le mesure où ces lésions psychosomatiques ne symbolisent pas directement le conflit pathogène, mais n'en sont le plus souvent qu'une expression globale, diffuse ou localisée, non spécifique, que les psychothérapies verbales et la psychanalyse sont d'application difficile. Par contre le caractère très particulier de la relation médecin-malade dans la thérapeutique organismique, dont nous avons vu qu'elle se passait au niveau du corps, va permettre une approche des symptômes beaucoup plus directe, bien que, théoriquement, elle soit tout aussi difficile, sinon plus, à expliciter.

Dans son chapitre « Thérapeutique Psychosomatique » de l'Encyclopédie Médico-Chirurgicale (30), De M'Uzan distingue les phénomènes de conversion hystérique, les éléments d'une réaction anxieuse, les manifestations somatiques et végétatives vagues évoquant les « cas limites », et les affections dites psychosomatiques.

Dans cet article De M'Uzan insiste sur l'établissement du programme thérapeutique à établir, si possible dès le premier entretien. « L'examen permet, comme l'exprime P. Marty:

— de comprendre les relations du malade avec le médecin;

— de trouver les références originelles des relations du malade;

— d'apprécier l'investissement énergétique que représentent ces types de relations et leurs dérivés;

— de situer les modalités selon lesquelles le trouble somatique s'inscrit dans cette vie (Investissement énergétique et valeur quantitative) ».

Il convient alors d'après De M'Uzan de classer les symptômes, d'apprécier le moment évolutif et les critères d'accessibilité du patient; puis on évalue certains facteurs particuliers qui sont constitués par l'existence possible d'une situation menaçante, soit du fait du symptôme lui-même, ou de ses conséquences, soit du fait d'une régression psychologique profonde avec accidents psychotiques marqués. On étudie le rôle de la cuirasse tonico-caractérielle et bien entendu le diagnostic somatique clinique. En ce qui concerne les affections psychosomatiques proprement dites, avec altérations biologiques, chez un sujet jeune, De M'Uzan indique qu'elles relèvent d'une technique thérapeutique complexe impliquant trois phases: une phase d'abord, une phase qui répond au traitement du fond névrotique et une phase de « sevrage ». Cette technique est celle de la thérapie anaclitique de Margolin longuement décrite dans l'article cité avec des variantes proposées par différents auteurs. Parmi les autres techniques De M'Uzan indique la relaxation, mais il semble être surtout intéressé par la technique d'entraînement psychophysiologique de de Ajuriaguerra; ceci explique que l'auteur pense surtout à la relaxation dans les formes tonico-caractérielles. Cependant le niveau de régression psychophysiologique des techniques de relaxation paraît à De M'Uzan se rapprocher de la première phase de la thérapie anaclitique de Margolin. « De plus chez les malades tolérant mal l'investigation psychologique, la relaxation présente une voie d'accès plus facile, plus rassurante, puisqu'elle est située dans le secteur somatique, lieu vécu des troubles du malade et plan privilégié de ses relations avec autrui ». L'apprentissage de la maîtrise tonique déclenchant des résistances qu'il faut analyser, la relaxation est « renvoyée » à la psychothérapie » et nous nous retrouvons là avec les problèmes du training autogène de Schultz.

En somme, quelle que soit l'opinion théorique qu'on ait en matière d'affections psychosomatiques (au sens restreint), il est possible d'appliquer une des modalités du training autogène. Que l'on s'attaque à la relation tonique par le biais d'une modification du tonus musculaire induite par le thérapeute, que l'on cherche à modifier une altération psychophysiologique située au niveau de certains centres nerveux par une sorte de déconditionnement en profondeur, que l'on recherche une relation de type psychanalytique à la faveur de la régression caractéristique de l'état autogène, ou que, dans une autre dimension, on tente, sans vouloir en approfondir le mécanisme, d'agir sur un aspect somatique du trouble en utilisant des modifications physiologiques expérimentalement vérifiables, on peut de toute façon ranger les diverses méthodes de relaxation issues de la technique du training autogène au premier plan des thérapeutiques pouvant être utilisées dans la cure des affections psychosomatiques.

Il faut souligner cependant qu'une cure psychanalytique orthodoxe ou adaptée aux particularités des états psychosomatiques doit être considérée comme le traitement fondamental de ce genre d'état, ou, comme dit Nacht, le moyen thérapeutique idéal. Cependant de nombreux psychanalystes hésitent en raison des risques constitués par le niveau très régressif des affections psychosomatiques (qui les apparente aux psychoses), à conseiller une analyse orthodoxe. Les psychothérapies d'inspiration psychanalytique sont souvent indiquées, elles ne nous paraissent pas recouvrir la totalité du champ psychosomatique dans la mesure où elles ne permettent pas une régression très importante en général et où l'on vise davantage des élaborations verbales secondaires que le niveau du corps lui-même. Cependant le thérapeute qui utilisera le training autogène dans des affections psychosomatiques fera bien de se référer aux particularités des cures psychanalytiques ou d'inspiration psychanalytique et plus particulièrement à l'analyse que fait De M'Uzan de ce problème, en étudiant notamment les caractéristiques du transfert dans ce type d'affections et en étant très attentif au choix d'une technique interprétative qui pour la plupart des auteurs doit être aussi réduite que possible en donnant la préférence aux interprétations qui « englobent la corporalité même du malade psychosomatique et qui lui apparaissent souvent comme plus convaincantes, plus faciles à assimiler et animées d'un plus grand dynamisme ».

Il faut tenir compte aussi du mode de pensée particulier du malade présentant des affections psychosomatiques qualifié par Marty et De M'Uzan de « pensée opératoire ». Il nous semble que de ce point de vue encore la façon dont sont exprimées les formules standard, et les formules organo-spécifiques dans le training autogène, nous paraît être en parfaite concordance avec ce que peut saisir un tel mode de pensée chez ces patients.

2) *DOMAINE DE LA PSYCHIATRIE*

Comme nous l'avons vu plus haut le training autogène est en principe contre-indiqué dans les grandes psychoses, qu'elles soient aiguës ou d'évolution chronique (mélancolies, manies, bouffées délirantes aiguës, délires chroniques de structure paranoïaque ou paranoïde). Il reste que dans certains cas privilégiés, le training autogène peut constituer un support de maternage lors de psychothérapies en profondeur de certains schizophrènes lorsque le thérapeute est un psychanalyste spécialisé dans ce type de problèmes, mais de façon tout à fait exceptionnelle.

Dans le domaine des névroses bien structurées, le training autogène trouve sa place parmi les psychothérapies d'inspiration psychanalytique; la psychanalyse restant ici la thérapeutique idéale, lorsqu'elle est possible.

Dans les névroses hystériques le training autogène s'adressera plus particulièrement aux phénomènes de conversion; l'action psycho-physiologique propre des formules standards du training autogène permet au patient de vivre de façon confortable un corps qui jusque-là n'était qu'un instrument permettant au sujet de s'exprimer. Mais d'autre part, la difficulté que présente ce type de patients à verbaliser leur malaise psychologique se trouve paradoxalement dénouée, à partir du moment où ce sont précisément des formules qui permettent d'accéder au corps. Le confort corporel va laisser comme seule issue au malade d'exprimer verbalement ses difficultés à son thérapeute dans une relation qui, dans ce cas, est toujours faite de dépendance, et se situe bien souvent à un niveau oral d'avidité.

L'application du training autogène aux névroses phobiques donne bien souvent les meilleurs résultats. Cependant il faut bien dire que ces sujets sont particulièrement accessibles à toute forme de psychothérapie dans laquelle ils se sentent rassurés et protégés. Gurfein dans sa thèse (44) indique dix « bons » et « très bons » résultats sur 14 patients. Cependant dans la technique qu'il emploie « le noyau profond de la névrose n'est le plus souvent pas atteint, ce qui a pour conséquence, dans de nombreux cas, une demande de psychothérapie, dans d'autres un résultat peu durable, la rechute survenant tôt après la fin de l'apprentissage ». Ces phénomènes de demande de psychothérapie ou de rechute se produisent lorsque le training autogène est employé « sec ». Chez ces patients une approche thérapeutique plus complexe est indispensable, que l'on associe training autogène et psychothérapie, ou que ces deux thérapeutiques se succèdent, ou encore qu'on emploie une des méthodes décrites ci-dessus: délégation thérapeutique avec utilisation de formules intentionnelles, neutralisation autogène avec abréactions ou étude à un niveau psychanalytique de ces abréactions, par exemple.

Dans les névroses obsessionnelles, le problème est plus complexe. En effet les sujets présentant ce type d'affection, apprennent en général avec une grande facilité apparente la technique des exercices standards du training autogène. Cependant lorsqu'on étudie de près leur relâchement musculaire on s'aperçoit qu'ils sont bien plus fidèles à la lettre des formules qu'à leur signification. L'obsessionnel se conduit comme un « bon élève », indique régulièrement au thérapeute que tout va bien, que les exercices sont bien réussis, qu'il se sent lourd et chaud etc., de façon à annoncer à la fin du traitement de façon souvent agressive que le training autogène a bien réussi mais que les obsessions sont toujours là. Le thérapeute est obligé d'élaborer une stratégie en fonction du caractère obsessionnel du malade. On peut utiliser l'obsessionnalisation du rituel du training autogène qui détourne à son profit une partie de l'énergie consacrée jusque-là à la lutte contre les obsessions indésirables. Ceci peut se faire dans la mesure où l'on respecte la relation d'objet particulière de l'obsessionnel qui va prendre garde soigneusement de tenir le thérapeute à distance de sa personne. On peut envisager une autre stratégie mais qui nécessite une durée bien plus longue de la thérapeutique; cette stratégie consiste à permettre à l'obsessionnel de vivre réellement des sensations corporelles, à lui faire admettre l'innocuité des abréactions qu'il signale et, d'une façon extrêmement lente et progressive à modifier dans un premier temps sa relation à son corps, qu'il tient également à distance, de façon à modifier ultérieurement toute sa perspective relationnelle. Cependant ce type d'approche doit être mené de façon très prudente, en raison du caractère à la fois agressif et angoissant des sensations que l'obsessionnel est amené à vivre.

Outre ce domaine des névroses à expression psychique prédominante la relaxation s'adressera par ailleurs aux diverses formes de névrose d'organe ou à des états névrotiques s'exprimant par une série de symptômes physiques telles la fatigue, les lombalgies, les céphalées. On connaît notamment le travail consacré aux lombalgies par Bergouignan et Demangeat lors du Ier Congrès français de Médecine Psycho-somatique (6). Dans tous ces cas, il y a lieu d'amener le patient à saisir de façon prégnante la problématique qui le met en difficulté avec son propre corps, que ce soit de façon élective sur un organe choisi pour sa valeur symbolique, ou de façon diffuse, pouvant aller jusqu'à la psychasthénie. Il paraît paradoxal de parler de relaxation dans la psychasthénie, à moins de comprendre ce genre de manifestations pathologiques comme l'expression non pas d'une insuffisance ou d'un déficit mais d'une inhibition profonde et d'un mode d'expression de l'angoisse. Les états névrotiques peuvent donner lieu à des modes très variés de manifestations corporelles. Citons comme exemple la névrose d'angoisse cardio-respiratoire; cette affection telle qu'elle est définie par Higounenc dans sa thèse (45) est un syndrome de survenue brutale caractérisé par une hypervigilance élective pour le domaine cardio-respiratoire, une crainte phobique et injustifiée de mourir par défaillance du cœur, de la circulation ou de la respiration et enfin par des conduites d'évitement et d'économie caractéristiques. » Chez ces malades, Darquey (26), indique que la relaxation apparaît comme un déconditionnement très progressif: « partant d'un stade de maternage où l'on sécurisera le malade autant qu'il le désire, tant par la présence médicale que par une thérapeutique médicamenteuse..., on réduira progressivement la dépendance médicale en laissant au malade une autonomie de plus en plus grande. Le training autogène permettant au malade de lutter seul contre ses troubles nous apparaît comme un facteur essentiel de cette autonomie. »

Parmi les formes de troubles névrotiques à expression corporelle, il faut encore citer les troubles sexuels, la frigidité chez la femme, l'impuissance ou l'éjaculation précoce chez l'homme.

Les psychothérapies de relaxation trouvent encore une indication intéressante dans les névroses posttraumatiques. Dans ce type d'affections, qualifiées diversement selon les tendances théoriques des différents auteurs, et le plus souvent dénommées « syndrome subjectif des traumatisés crâniens », les exercices de relaxation et notamment le training autogène permettent au sujet de dépasser le problème narcissique créé par « l'accident ». Ces sujets sont tous, brutalement atteints dans leur corps par un incident inexplicable et qui occasionne immanquablement des sentiments de culpabilité; le training autogène permet à ce type de patients de renouer avec l'histoire de leur corps tel qu'il existait avant l'accident. Ils apprennent à retrouver à nouveau, dans les sensations qui viennent du plus profond d'eux-mêmes, une impression confortable de sécurité. Par ailleurs, on assiste chez ces patients très souvent à des abréactions autogènes très particulières où l'accident est revécu un grand nombre de fois sous des formes plus ou moins travesties; ici le mécanisme de décharge autogène joue au maximum; rappelons à ce propos le rôle naturel que jouent les cauchemars dits traumatiques (Freud) dans ces cas.

Le choix de cette méthode de traitement relativement aux autres modes de psychothérapie qui s'offrent aux psychiatres est alors fonction de la personnalité du patient, des particularités de sa névrose, mais également du temps que l'on peut consacrer à son traitement, et enfin d'un facteur non négligeable qui est la compréhension du patient relativement à la psychogenèse de son trouble; le training autogène présente en effet l'avantage sur les autres formes de psychothérapie de ne pas supposer a priori une origine psychologique aux troubles dont se plaint le malade. Il est fréquent d'ailleurs que, dans ces cas, le processus de guérison puisse intervenir sans qu'aucune explication ait besoin d'être donnée de ce point de vue; d'autres fois le patient appréhende peu à peu la possibilité de l'influence de sa vie psychique sur sa maladie. Il faut en effet une résistance inconsciente particulièrement forte pour ne pas voir dans la séquence « mon bras droit est tout à fait lourd » « pesanteur effective du bras droit », quelque chose qui est de l'ordre d'une psychogenèse. Une série de troubles dont le psychiatre est amené fréquemment à s'occuper est constituée par les déséquilibres psychopathiques et les intoxications, au premier plan desquelles figure l'alcoolisme. Si l'étude statistique de Muller-Hegemann montre que le training autogène est acquis beaucoup plus difficilement chez ce type de sujets que chez les autres, bon nombre d'entre eux y arrivent néanmoins; il devient alors possible d'utiliser les formules intentionnelles (« l'alcool m'est indifférent ») qui pourront être opérantes à la faveur de l'état autogène. Chez d'autres sujets, il pourra se produire une diminution de la tendance à « agir » à la faveur de cette nouvelle expérience de concentration passive et d'intériorisation que constitue le training autogène.

3) *DOMAINE DE LA NEUROLOGIE*

En matière de neurologie enfin, le training autogène pourra servir de thérapeutique d'appoint dans un certain nombre de syndromes organiques (affections entraînant des troubles du tonus, épilepsie) dans la mesure où une importante composante névrotique entre en jeu. Rappelons l'étude de Barolin et Dongier sur l'utilisation du training autogène chez des enfants épileptiques (4); nous avons pu d'autre part observer dans deux cas une importante diminution du nombre de crises épileptiques chez des comitiaux avérés avec amélioration électroencéphalographique et diminution des doses de médicaments. Signalons encore le problème des algies, qui sont fréquemment posées aux neurologues et qui représentent le plus souvent une question complexe en raison de leurs composantes organiques, vasculaires et névrotiques; Kammerer cite un résultat remarquable obtenu dans une algie du moignon (5).

4) *INDICATIONS DE LA RELAXATION CHEZ L'ENFANT*

Dans les affections qui sont communes à l'enfant et à l'adulte les indications de la relaxation sont à peu près les mêmes; c'est dire qu'on recommandera la relaxation chez les enfants présentant une affection organique à forte implication psychologique comme par exemple la tuberculose pulmonaire, dans les maladies psychosomatiques proprement dites et nous citerons l'asthme infantile et certaines dermatoses, comme l'eczéma ou la pelade, et les syndromes psychiatriques. Cependant un certain nombre d'indications sont plus particulières à l'enfant. Et c'est le cas principalement des instabilités motrices et psychomotrices, des tics et des bégaiements. Dans cette série d'affections la psychothérapie est très souvent longue et vouée à l'échec par les difficultés rencontrées tant au niveau des possibilités de compréhension de l'enfant que des problèmes propres aux parents. Citons encore comme indication particulière l'anorexie mentale de l'adolescente.

On a vu, lors de la description des méthodes, qu'à partir de l'âge de 10 à 12 ans, il est possible d'utiliser le training autogène chez l'enfant. Ceci nécessite cependant, quoi qu'on ait pu en dire, un niveau intellectuel suffisant, une certaine facilité de verbalisation, une bonne compréhension, et une attitude des parents permettant que les séances soient faites à la maison. Quand ces conditions ne sont pas remplies, et de toute façon lorsque l'enfant a moins de 10 à 12 ans, les techniques de relaxation par le mouvement passif (méthode de Wintrebert) sont alors indiquées.

5) *UTILISATION PROPHYLACTIQUE DE LA RELAXATION*

La relaxation, et plus précisément le training autogène, trouve une application en dehors du cadre de la pathologie dans les cas suivants:

1°) dans l'apprentissage de la méthode par les médecins qui désirent l'inclure dans leur arsenal thérapeutique.

2°) dans un souci de connaissance scientifique par les psychologues ou les physiologistes qui désirent étudier les phénomènes de la relaxation d'un point de vue expérimental.

3°) à titre préventif dans les secteurs de la population particulièrement menacés par l'effet de stress de notre civilisation industrielle.

L'un de nous (Durand de Bousingen) a plus particulièrement étudié et pratiqué en France une telle application préventive du training autogène pour des personnes devant assumer des responsabilités dans des entreprises industrielles. On trouvera la description plus détaillée de la méthodologie dans l'addendum à la IIIe édition de la traduction française du « Training Autogène » (2). Les cadres ainsi entraînés signalent comme résultats immédiats de cet entraînement la diminution de la fatigue, de la tension nerveuse et l'augmentation des possibilités générales d'adaptation; mais c'est plutôt au niveau des résultats éloignés que la différence se fait sentir.

Dans tous ces cas l'entraînement se fait le plus souvent en groupes, et s'il est toujours recommandable de prendre des groupes de 8 à 10 personnes, nous avons été amenés à travailler avec des groupes allant jusqu'à 20 à 25 participants. En général huit séances sont nécessaires au minimum pour l'apprentissage de la relaxation par training autogène avec une séance de rappel au bout de trois mois comportant le contrôle des exercices et une discussion libre. Ces séances sont assorties d'exposés théoriques sur les problèmes de la relaxation en général et sur des problèmes plus spécifiques intéressant le groupe, qu'il s'agisse de thérapeutique dans le cas d'un groupe de médecins, d'essai d'approfondissement psychologique avec des groupes de psychologues, d'exposés physiologiques avec des physiologistes, ou concernant les problèmes d'organisation ou de fatigue dans les groupes industriels.

6) *UTILISATION DU TRAINING AUTOGENE EN PSYCHOLOGIE SPORTIVE*

E. de Winter (74, 76, 77) a promu récemment l'utilisation du training autogène dans la rééquilibration psychosomatique du sportif.

La fatigue apparaît fréquemment quand le rythme de l'entraînement sportif est mal accordé aux impératifs du sujet, sur les plans locomoteurs, végétatifs et psychiques. On note alors une désadaptation à l'entraînement. Par ailleurs, les sportifs, apparemment au mieux de leur forme, « craquent » fréquemment au moment de la compétition, traduisant la faillite d'un entraînement mal adapté à leur personnalité. Toute une psychopathologie nouvelle se révèle ainsi: on a donné à cette situation névrotique particulière d'échec en face d'un succès possible, le nom de nikophobie (de « nikê » la victoire, ou peur de la victoire).

L'entraînement psychotonique comprend plusieurs phases, le training autogène se plaçant en position centrale.

Les tests de relâchement musculaire, l'opposition mouvement actif — relâchement passif, les contrôles respiratoires relaxants, constituent la phase préliminaire, à laquelle succède l'entraînement à la technique de Schultz classique, mais à reprise tonique particulièrement surveillée.

La phase tertiaire comprend des compléments spécifiques sportifs: contrôles musculaires localisés (mobilisation passive liminaire, relâchement des appareils de la vision et de la phonation, résolution des hypertonies localisées par apposition objective; relaxation différentielle élective, relaxation fractionnée).

La phase d'activation est une utilisation de l'état hypnoïde dans le sens auto-suggestif. Elle associe une reprise tonique énergique et des formules de suggestion axées sur « la victoire ». L'entraînement modelé comprend la mise en condition globale en vue de la compétition.

L'application pratique de cette méthode nécessite de solides connaissances en médecine sportive. Elle doit être réservée strictement aux médecins et en particulier aux spécialistes de médecine sportive, afin d'éviter les abus et les « forçages » pouvant avoir des conséquences psycho-physiologiques défavorables à longue échéance. Une formation au niveau des entraîneurs, sans contrôle strict concret et constant des médecins du sport, ne nous paraît ni souhaitable ni valable.

CONCLUSION

Dans notre chapitre d'Introduction, nous auscultions le mot de relaxation pour tenter d'en dégager la signification. Nous avons aperçu de nombreux sens au mot lui-même et à travers ce sens nous avons reconnu un besoin. Le besoin général de « relaxation » à notre époque est tel qu'abusivement des réponses fallacieuses lui ont été données.

Nous avons dit qu'en regard de la demande confuse du public, les médecins proposent des soins.

On pourrait penser qu'il y a ainsi un décalage entre la demande qui est de se reposer, de se détendre et la réponse médicale qui est d'enseigner la concentration et de conseiller des exercices.

Or l'expérience le montre, et nous avons tenté de l'exposer dans cet ouvrage, les méthodes de relaxation ont bien comme intentionnalité de libérer l'individu, de le détendre.

Mais alors que le patient demande quelque chose

de l'ordre d'un repos coupant une tâche harassante et qu'il aspire à une libération d'une contrainte vécue comme extérieure et en rapport exclusif avec le mode actuel de civilisation, le médecin répond en enseignant l'apprentissage systématique et progressif d'une détente musculaire corrélative d'une libération des tensions psychologiques, c'est-à-dire une libération d'une contrainte interne.

C'est ainsi que la relaxation ne consiste pas à se coucher sur un fauteuil « relax » et à peindre en rose les murs gris de la cité, mais à s'asseoir sur un petit escabeau, à relaxer ses muscles à l'intérieur, et à voir les murs de la cité autrement qu'avec des lunettes noires.

BIBLIOGRAPHIE

1) OUVRAGES DE BASE OU TRAVAUX COLLECTIFS CONSACRES A LA RELAXATION

(1) Schultz, J. H., Das Autogene Training. G. Thieme Verlag, Stuttgart, 10e éd., 1960.

(2) Schultz, J. H., Le Training Autogène. Méthode de Relaxation par auto-décontraction concentrative. Essai Pratique et Clinique. Adaptation Française par R. Durand de Bousingen et Y. Becker, 3e éd. revue et augmentée par R. Durand de Bousingen et P. Geissmann, P.U.F., Paris 1965.

(3) Autogenic training: A psychophysiologic approach in psychotherapy Schultz J. H. and Luthe W.
Grune et Stratton, New York et Londres 1959.

(4) Autogenes training. Correlationes psychosomaticae (Edité par W. Luthe). G. Thieme Verlag, Stuttgart 1965.

(5) Cahiers de Psychiatrie (publiés sous la direction scientifique du Professeur Kammerer). Numéro spécial 16-17: Les méthodes de relaxation, compte rendu des journées de Strasbourg du 4 au 9 juin 1962. Supplément au Strasbourg Médical, Strasbourg 1962.

(6) Ier Congrès de Médecine psychosomatique de langue française, Vittel 1960. In Revue de Médecine Psychosomatique, 1960, 2, 2 et 2, 3 Maloine, éd. Paris.

(7) La relaxation (Aspects théoriques et pratiques) publié par les soins de P. Aboulker, L. Chertok et M. Sapir. Expansion scientifique française, 1re éd., Paris 1958.

(8) La Relaxation (Rééducation psychotonique). Aspects théoriques et pratiques.
Publié par les soins de P. Aboulker, L. Chertok et M. Sapir, 3e éd. Expansion scientifique française, Paris 1964.

(9) L'Information Psychiatrique. Numéro spécial sur les techniques de relaxation, fév. 1964, n° 2.

(10) La Médecine Psychosomatique (sous la direction de H. P. Klotz). Expansion scientifique française, Paris 1965.

(11) Médecine et Thérapeutique (La Vie Médicale). Numéro consacré à la relaxation, 1963, 44, M. T. 10.

(12) La relaxation chez l'enfant. Revue de Neuro-psychiatrie Infantile et d'Hygiène Mentale de l'Enfance, juillet-août 1964, n° 7-8. Expansion scientifique française.

(13) IIIe Congrès Mondial de Psychiatrie, Montréal 1961, comptes rendus, vol. III, 463-505.

(14) IVe Congrès Mondial de Psychiatrie, Madrid 1966, résumés in Excerpta Medica, International Congress Series, n° 117, 40-49.

2) AUTRES OUVRAGES CITES

(15) Anzieu, D., L'auto-analyse. Paris, P.U.F., 1959.

(16) Balint, M., Primary Narcissism and Primary Love.

(17) Barolin & Beck, Réunion de la Soc. Autrichienne d'E.E.G., automne 1962.

(18) Belin, M., Etude des potentiels évoqués visuels au cours de la relaxation par training autogène. Thèse, Bordeaux 1967.

(19) Benoit, J. C., Contribution clinique à l'étude des états hypnagogiques induits et dirigés. Leurs caractéristiques dans la subnarcose barbiturique, l'Autogène Training et le rêve éveillé. Thèse, Paris 1959.

(20) Benoit, J. C., Méthodes de relaxation en psychothérapie. Soc. de recherches psychothérapiques de Langue Française, III, 3, 1965.

(21) Boule, P. I., L'hypnose et la suggestion dans la clinique des maladies internes. Paris, Doin, 1965.

(22) Brisset, Ch. & Sapir, M., Encyclopédie Médico-Chirurgicale, Psychiatrie, 37400 A10.

(23) Cahen, R., Traitement analytique et magnétophone. Société de recherches psychothérapiques de Langue Française, III, 3, 1965.

(24) Chertok, L. et Kramarz, P., Hypnose et E.E.G. Semaine des Hôpitaux (Annales de la Recherche Médicale), 1955, 5, 136-143.

(25) Chertok, L., L'Hypnose. Masson, Paris, 1963.

(26) Darquey, J., La relaxation par la méthode de Schultz. Sa place dans le traitement de la névrose d'angoisse cardio-respiratoire. Thèse, Bordeaux, 1963, n° 111.

(27) Delay, J., Burger, A. J., Verdeaux, G., Verdeaux J., L'endormissement dans le training autogène. Son contrôle polygraphique. Société d'E.E.G. de la Langue Française, déc. 1961, Revue Neurol., 1962, 103, 136-138.

(28) Delay, J. et Verdeaux, G., Electroencéphalographie clinique. Paris, Masson, 1966.

(29) Demangeat, M., L'expérience figurée du corps. Société de Psychologie de Bordeaux, 23.5.1964.

(30) De M'Uzan, Thérapeutique Psychosomatique. Encyclopédie Médico-Chirurgicale Psychiatrie II, 37492 A10.

(31) Desoille, Le rêve éveillé en psychothérapie. P.U.F., Paris 1945.

(32) Dongier, M., Névroses et troubles psychosomatiques. Dessart, Bruxelles 1966.

(33) Durand de Bousingen, R., La Relaxation. « Que sais-je? », P.U.F., Paris 1961.

(34) Favez-Boutonier, J., Le Rêve éveillé. Encyclopédie Médico-Chirurgicale, Psychiatrie, 37815 C10.

(35) Freud, S., Préface à l'ouvrage « les perturbations psychiques de la puissance virile » de Steiner M. (Verlag F. Deuticke Leipzig et Vienne 1913). Gesammelte Werke B. X., p. 451-452, S. Fischer Verlag 1946.

(36) Freud, S., De la Technique Psychanalytique. Trad. Française, P.U.F., Paris 1953.

(37) Freud, S. et Breuer, J., Etudes sur l'hystérie. Trad. Française, P.U.F., Paris 1956.

(38) Freud, S., Introduction à la Psychanalyse. Petite bibliothèque Payot, Paris 1962.

(39) Freud, S., Essais de psychanalyse. Petite bibliothèque Payot, Paris 1965.

(40) Freud S., Totem et tabou. Petite bibliothèque Payot, Paris 1965.

(41) Freud, S., Pour introduire le narcissisme. Gesammelte Werke B.X., S. Fischer Verlag.

(42) Freud, S., Contribution à l'Histoire du Mouvement Psychanalytique. Gesammelte Werke T.X. 72-73.

(43) Gellmann, Ch., Vécu corporel et relaxation. Entretiens psychiatriques n° 12, 1966, Toulouse Privat éd.

(44) Gurfein, Emploi du training autogène dans la phobie. Thèse, Strasbourg 1965, n° 17.

(45) Higounenc, Contribution à l'étude de la névrose d'angoisse cardio-respiratoire. Thèse, Bordeaux, 1961.

(46) Hiller, J., Muller-Hegemann, D. et Wendt, H., Experimentelle Untersuchungen über den Einfluss des Autogenen Trainings auf die Leistung; Medizin und Sport 1962, A, 55-58.

(47) Hirai, T., An E.E.G. study of the zen meditation; E.E.G. changes during concentrated relaxation. Psychiat. Neurol. Jap. 1960, 62, 76.

(48) Jaspers, K., « De la psychotherapie ». Trad. française, P.U.F., 1956.

(49) Jouvet, M., Corrélations neurophysiologiques des liaisons diachroniques. Actualités Neurophysiologiques IIe série, p. 113-154.

(50) Lamoulen, J., La médecine française et la psychanalyse de 1895 à 1926. Thèse, Paris 1966.

(51) Langen, D., Med. Klinik, 60, n° 9, 26.2.1966, p. 348-350.

(52) Langen, D., Anleitung zur gestuften aktivhypnose. G. Thieme Stuttgart, éd. 1961.

(53) Lemaire, J. G., La relaxation. Petite bibliothèque Payot, Paris 1964.

(54) Lévi-Strauss, C., Anthropologie structurale. Plon, Paris 1958.

(55) Lindsley, D. B., Manuel de physiologie I, Neurophysiologie III, 1553-1593. American Physiological Society, Washington, D.C., 1959.

(56) Luthe, W., The Autogenic training. Colgate University Symposium Hypnosis.

(57) Luthe, W., Jus, A. et Geissmann, P., Autogenic state and autogenic shift Psychophysiologic and Neurophysiologic aspects. Acta Psychother., 1963, II, 1-13.

(58) Michaux, L., Lelord, G., Lauzel, J. P., Wintrebert, H., La relaxation chez l'enfant par le mouvement passif. Etude E.E.G., Rev. Méd. Psychosom., 1961, 3, 53.

(59) Mircea Eliade, Mythes, rêves et mystères. Gallimard, Paris, 1957.

(60) Mondzain, M. L., Le training autogène de J. H. Schultz dans le traitement de certains états névrotiques. Thèse, Alger 1960.

(61) Morin, G., Physiologie du système nerveux central. 4e éd. revue et augmentée, Paris, Masson, 1965.

(62) Naruse, G., Hypnosis as a meditative concentration and its relationship to the perceptual process. In « the Nature of Hypnosis », M. V. Kline, éd. Wavery Press, Baltimore 1962, p. 37.

(63) Polzien, P., Die Sogenannte Proctalgia Fugax (Levatorspasmus). Arztl. Wschrft. 1955, 6, 121-123.

(64) Rognant, J., Exhibitionnisme et déconditionnement. Communication à la Soc. de Neuro-Psychiatrie de Bordeaux. An. Méd. Psych., 122e année, t. I, n° 5, 1964, 825-826; 123e année, t. II, n° 2, 1965, 169-204.

(65) Sartre, J. P., L'Imaginaire. Gallimard, Paris 1940.

(66) Schilder, Image et Apparence du corps humain. New York 1950.

(67) Schultz, J. H. et Naruse, G., Autogenic training and self-hypnosis. Seishin, Tokio 1963.

(68) Schultz, J. H., Méthodes apparentées au training autogène. Exemples fournis par l'ethnologie et la psychologie des religions. Rev. Méd. Psychosomatique 1964, 6, 2, 175-192.

(69) Schultz, J. H., Méthodes apparentées au training autogène. Hypnose et suggestion. Rev. Méd. Psychosom. 1965, 5, 277-294.

(70) Schmitz, H., System der philosophie der Leib. Bouvier, Bonn 1965.

(71) Tallon, G., A propos de la notion de tension psychologique de P. Janet. Entretiens Psychiatriques n° 11, éd. Privat, Toulouse 1965.

(72) This, B., Image du corps et relaxation. Rev. Méd. Psychosom. 1961, 3, 2, 45-52.

(73) Valabrega, J. P., Les théories psychosomatiques. P.U.F., Paris 1954.

(74) Vanek, M. et Winter, E. de, Fatigue et surmenage chez le sportif. 3e Congrès Intern. de Médecine Psychosomatique, Paris 1966.

(75) Wagner, J. P., Le training autogène en groupe dans une consultation hospitalière. Thèse, Strasbourg 1965, n° 18.

(76) Winter, E. de et Dubreuil, Y., La relaxation comme psychothérapie sportive. 1er Congrès Intern. de Psychol. du Sport, Rome 1965.

(77) Winter, E. de, Entraînement physique et maîtrise psychotonique (relaxation). 1er Congrès européen de médecine sportive, Prague 1963.

(78) Wintrebert, H., Les mouvements passifs et la relaxation. Principe et effets d'une méthode particulière de rééducation psychomotrice. Thèse, Paris 1959.

(79) Digelmann Denise, L'eutonie de Gerda Alexander; approche psychiatrique; Thèse de médecine. Faculté de Médecine de Strasbourg; Année 1967 n° 16, 145 pages.

TABLE DES MATIERES

PSYCHOLOGIE ET SCIENCES HUMAINES

collection publiée sous la direction de MARC RICHELLE

1 Dr Paul Chauchard
LA MAITRISE DE SOI, *9e éd.*
5 François Duyckaerts
LA FORMATION DU LIEN SEXUEL, *9e éd.*
7 Paul-A. Osterrieth
FAIRE DES ADULTES, *14e éd.*
9 Daniel Widlöcher
L'INTERPRETATION DES DESSINS D'ENFANTS, *9e éd.*
11 Berthe Reymond-Rivier
LE DEVELOPPEMENT SOCIAL DE L'ENFANT ET DE L'ADOLESCENT, *8e éd.*
12 Maurice Dongier
NEVROSES ET TROUBLES PSYCHOSOMATIQUES, *7e éd.*
15 Roger Mucchielli
INTRODUCTION A LA PSYCHOLOGIE STRUCTURALE, *3e éd.*
16 Claude Köhler
JEUNES DEFICIENTS MENTAUX, *4e éd.*
21 Dr P. Geissmann et Dr R. Durand
LES METHODES DE RELAXATION, *4e éd.*
22 H. T. Klinkhamer-Steketée
PSYCHOTHERAPIE PAR LE JEU, *3e éd.*
23 Louis Corman
L'EXAMEN PSYCHOLOGIQUE D'UN ENFANT, *3e éd.*
24 Marc Richelle
POURQUOI LES PSYCHOLOGUES?, *6e éd.*
25 Lucien Israel
LE MEDECIN FACE AU MALADE, *5e éd.*
26 Francine Robaye-Geelen
L'ENFANT AU CERVEAU BLESSE, *2e éd.*
27 B.F. Skinner
LA REVOLUTION SCIENTIFIQUE DE L'ENSEIGNEMENT, *3e éd.*
28 Colette Durieu
LA REEDUCATION DES APHASIQUES
29 J.C. Ruwet
ETHOLOGIE: BIOLOGIE DU COMPORTEMENT, *3e éd.*
30 Eugénie De Keyser
ART ET MESURE DE L'ESPACE
32 Ernest Natalis
CARREFOURS PSYCHOPEDAGOGIQUES
33 E. Hartmann
BIOLOGIE DU REVE
34 Georges Bastin
DICTIONNAIRE DE LA PSYCHOLOGIE SEXUELLE
35 Louis Corman
PSYCHO-PATHOLOGIE DE LA RIVALITE FRATERNELLE
36 Dr G. Varenne
L'ABUS DES DROGUES
37 Christian Debuyst, Julienne Joos
L'ENFANT ET L'ADOLESCENT VOLEURS
38 B.-F. Skinner
L'ANALYSE EXPERIMENTALE DU COMPORTEMENT, *2e éd.*
39 D.J. West
HOMOSEXUALITE
40 R. Droz et M. Rahmy
LIRE PIAGET, *3e éd.*
41 José M.R. Delgado
LE CONDITIONNEMENT DU CERVEAU ET LA LIBERTE DE L'ESPRIT
42 Denis Szabo, Denis Gagné, Alice Parizeau
L'ADOLESCENT ET LA SOCIETE, *2e éd.*
43 Pierre Oléron
LANGAGE ET DEVELOPPEMENT MENTAL, *2e éd.*
44 Roger Mucchielli
ANALYSE EXISTENTIELLE ET PSYCHOTHERAPIE PHENOMENO-STRUCTURALE
45 Gertrud L. Wyatt
LA RELATION MERE-ENFANT ET L'ACQUISITION DU LANGAGE, *2e éd.*
46 Dr. Etienne De Greeff
AMOUR ET CRIMES D'AMOUR
47 Louis Corman
L'EDUCATION ECLAIREE PAR LA PSYCHANALYSE
48 Jean-Claude Benoit et Mario Berta
L'ACTIVATION PSYCHOTHERAPIQUE

49 T. Ayllon et N. Azrin
TRAITEMENT COMPORTEMENTAL EN INSTITUTION PSYCHIATRIQUE
50 G. Rucquoy
LA CONSULTATION CONJUGALE
51 R. Titone
LE BILINGUISME PRECOCE
52 G. Kellens
BANQUEROUTE ET BANQUEROUTIERS
53 François Duyckaerts
CONSCIENCE ET PRISE DE CONSCIENCE
54 Jacques Launay, Jacques Levine et Gilbert Maurey
LE REVE EVEILLE-DIRIGE ET L'INCONSCIENT
55 Alain Lieury
LA MEMOIRE
56 Louis Corman
NARCISSISME ET FRUSTRATION D'AMOUR
57 E. Hartmann
LES FONCTIONS DU SOMMEIL
58 Jean-Marie Paisse
L'UNIVERS SYMBOLIQUE DE L'ENFANT ARRIERE MENTAL
59 Jacques Van Rillaer
L'AGRESSIVITE HUMAINE
60 Georges Mounin
LINGUISTIQUE ET TRADUCTION
61 Jérôme Kagan
COMPRENDRE L'ENFANT
62 Michael S. Gazzaniga
LE CERVEAU DEDOUBLE
63 Paul Cazayus
L'APHASIE
64 X. Seron, J.L. Lambert, M. Van der Linden
LA MODIFICATION DU COMPORTEMENT
65 W. Huber
INTRODUCTION A LA PSYCHOLOGIE DE LA PERSONNALITE
66 Emile Meurice
PSYCHIATRIE ET VIE SOCIALE
67 J. Château, H. Gratiot-Alphandéry, R. Doron et P. Cazayus
LES GRANDES PSYCHOLOGIES MODERNES
68 P. Sifnéos
PSYCHOTHERAPIE BREVE ET CRISE EMOTIONNELLE
69 Marc Richelle
B.F. SKINNER OU LE PERIL BEHAVIORISTE
70 J.P. Bronckart
THEORIES DU LANGAGE
71 Anika Lemaire
JACQUES LACAN, 2e éd. revue et augmentée
72 J.L. Lambert
INTRODUCTION A L'ARRIERATION MENTALE
73 T.G.R. Bower
DEVELOPPEMENT PSYCHOLOGIQUE DE LA PREMIERE ENFANCE
74 J. Rondal
LANGAGE ET EDUCATION
75 Sheila Kitzinger
PREPARER A L'ACCOUCHEMENT
76 Ovide Fontaine
INTRODUCTION AUX THERAPIES COMPORTEMENTALES
77 Jacques-Philippe Leyens
PSYCHOLOGIE SOCIALE
78 Jean Rondal
VOTRE ENFANT APPREND A PARLER
79 Michel Legrand
LE TEST DE SZONDI
80 H.J. Eysenck
LA NEVROSE ET VOUS
81 Albert Demaret
ETHOLOGIE ET PSYCHIATRIE
82 Jean-Luc Lambert et Jean A. Rondal
LE MONGOLISME
83 Albert Bandura
L'APPRENTISSAGE SOCIAL

Printed in Belgium by Solédi - Liège